近视防控100问

主编 王立书 秦英瑞 王广勇

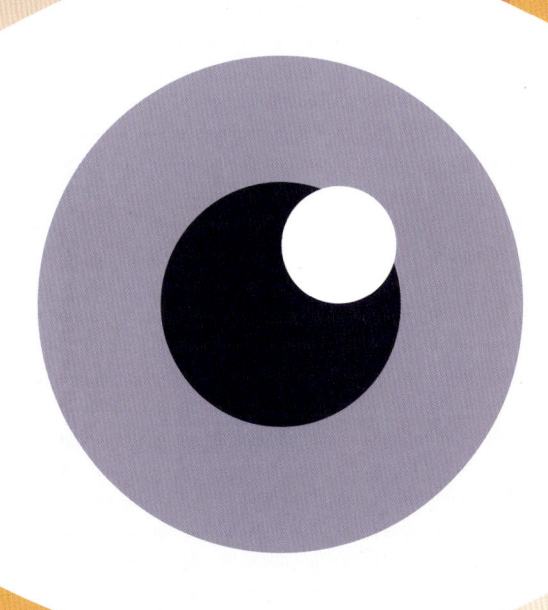

郑州大学出版社

图书在版编目（CIP）数据

近视防控100问 / 王立书, 秦英瑞, 王广勇主编. —郑州：郑州大学出版社, 2021.5(2024.2重印)

ISBN 978-7-5645-7796-4

Ⅰ.①近… Ⅱ.①王… ②秦… ③王… Ⅲ.①近视-防治-问题解答 Ⅳ.①R778.1-44

中国版本图书馆CIP数据核字(2021)第061974号

近视防控100问
JINSHI FANGKONG 100 WEN

策划编辑	孙保营	封面设计	赵 亮
责任编辑	薛 晗	版式设计	赵 亮
责任校对	刘 莉	责任监制	李瑞卿

出版发行	郑州大学出版社	地　　址	郑州市大学路40号(450052)
出 版 人	孙保营	网　　址	http://www.zzup.cn
经　　销	全国新华书店	发行电话	0371-66966070
印　　刷	河南文华印务有限公司		
开　　本	787 mm×1 092 mm 1/16		
印　　张	10.25	字　　数	236千字
版　　次	2021年5月第1版	印　　次	2024年2月第2次印刷
书　　号	ISBN 978-7-5645-7796-4	定　　价	98.00元

本书如有印装质量问题，请与本社联系调换。

主编简介

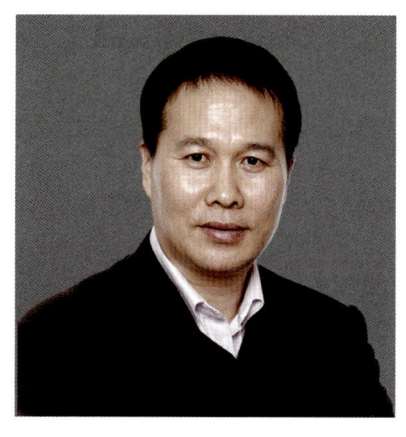

王立书　(Wang lishu)

　　国家级验光大师、国家眼视光技术专业国际化教学标准项目负责人、国家一级验光技师、国家职业技能大赛裁判员、验光专业高级考评员，现任天津职业大学眼视光工程学院教研室主任、郑州福盛康眼视光职业培训学校校长。

　　1998年来一直在天津职业大学从事验光技术、眼屈光学专业课程教学，面向全国举办百余期中、高级眼镜验光员和技师培训班，参与考评鉴定眼镜验光员千余人，同时负责眼镜行业工业生产许可证的审查工作。

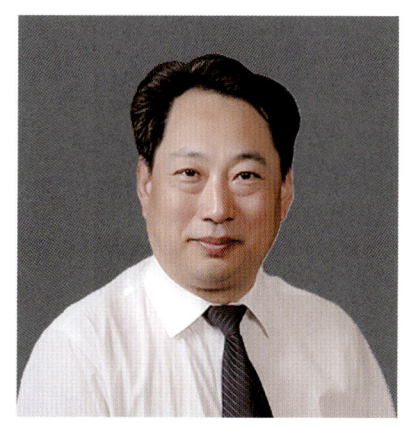

秦英瑞　(Qin yingrui)

　　国家级验光大师、国家一级验光技师、中国眼镜协会视光师专业委员会副主任、北京理工大学视光学教授、郑州福盛康眼视光职业培训学校客座教授、全国劳动模范。

　　自1998年起，先后负责全国人大、政协两会期间为会议代表委员验光服务的工作。以过硬的技术风格和专业形象被各位代表和委员称赞。

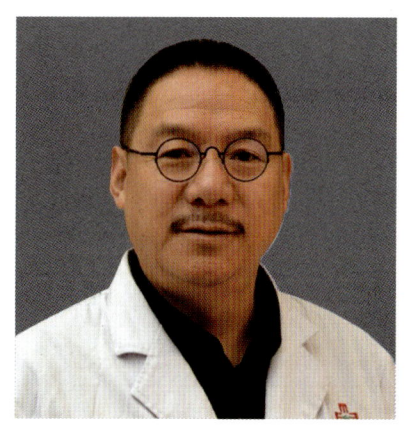

王广勇　(Wang guangyong)

　　中国民盟盟员、辉县市政协委员，毕业于北京中医药大学，师承中医专家李巧凤老师。辉县市十大科技新闻人物、专业技术拔尖人才、国际角膜塑形学会亚洲分会会员、河南省眼镜协会视光专业委员会主任委员、郑州福盛康职业技术培训学校客座教授，在国家级刊物上发表论文十余篇，拥有10万余例近视防控及斜弱视矫治经验。

编委会

主　编
　王立书　天津职业大学
　秦英瑞　中国眼镜协会
　王广勇　河南省眼镜协会

副主编
　王继留　河南省眼镜协会
　范月娟　河南中医药大学第一附属医院
　李承玉　河南省眼镜协会
　郭继兵　河南省眼镜协会

编　委
　张瑶洁　河南省福盛康大健康产业集团有限公司
　穆海燕　河南省福盛康大健康产业集团有限公司
　吴　飞　天津职业大学
　陈如利　天津职业大学
　张昊志　华厦眼科医院集团股份有限公司
　吴　培　郑州大学第一附属医院
　刘科佑　深圳职业技术学院
　李　妍　白城医学高等专科学校
　周文涛　河北省眼镜协会
　王卫东　河南省眼镜协会
　金小法　吉林省眼镜协会
　黄　杰　河南龙木视光学研究院
　杨华锋　曜九锡（河南）视觉健康医疗技术有限公司
　冯天伟　河南晟视视光科技有限公司
　渠　浩　重庆大爱成科技股份有限公司
　于伟玉　天津市蓟州区世纪泰和医院
　胡建业　保定市视明眼镜有限公司
　王雅慧　辉县市中医院

绘　图
　郑州福盛康眼视光职业培训学校

视光课程
见澜官网

关注福盛康学校
学习眼视光课程

序

王立书教授和秦英瑞教授均为国家人社部与财政部评定的国家级验光大师，在视光学领域有着多年的教学和科研经验，近日《近视防控100问》一书完稿邀我做序，百岁之年再次看到诸位为中国视光事业的努力并付诸实践，吾心甚慰。

在新中国成立之初眼病的第一致盲因素是沙眼，在以毛泽东同志为核心的党中央和国务院关心下提出消灭沙眼；在20世纪眼病致盲的第一因素是白内障，通过国家的光明工程计划许多人重新获得了光明；在21世纪的今天致盲的第一因素是未经矫正的屈光不正。根据国家卫生健康委员会公开数据：中青少年是近视发病的重灾区，小学生近视率超过36%，初中生近视率达到71.6%，高中生近视率达到81%。这些情况已经引起国家的重视，近视防控也已经成为重要的国家战略。

《黄帝内经》灵枢九经十二原："疾虽久，犹可毕也。言不可治者，未得其术也。"然而面对儿童青少年近视发病率如此居高不下，几乎使我们束手无策，由此看来在过去那些年里，我们在近视防控方面不仅是未得其术，甚至是得到了错误的术。然而今天面对如此重大的近视防控任务我们需要去思考、去寻找术在哪里？

孙思邈在《大医精诚》中说："世有愚者，读方三年，便谓天下无病可治；及治病三年，乃知天下无方可用。"本人从业近80年来，对这句话的理解越来越深，很多时候不仅无方可用，更多的时候是面对患者却是无计可施。有时去治愈，经常去帮助，总是去安慰，说的也许就是这种无奈。

古有"鸳鸯绣罢凭君看，不把金针度与人"之说，王立书教授和秦英瑞教授却不仅把鸳鸯呈现给大家，更是把金针也送给大家，通览全书内容简明扼要、通俗易懂，站在新的角度和高度阐述了近视的发生机制和防控中大家关心关注的要点，不失为一部好的近视防控科普著作，愿为大家推荐，欣然为序。

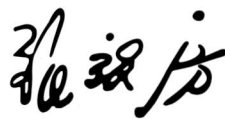

世界眼科基金会中国分会会长　张效房

前言

眼睛是心灵的窗户,如果心灵的窗户被关闭或是蒙上尘埃,我们不仅无法感受到这个美丽的世界,也无法拥有更加出彩的人生。根据卫生组织的最新调查结果显示,中国青少年近视呈现高发和低龄化趋势,国家卫健委疾病控制局副局长张勇指出,2018年全国儿童青少年总体近视率为53.6%。其中,6岁儿童为14.5%,小学生为36.0%,初中生为71.6%,高中生为81.0%,在小学和初中阶段,近视率随着年级的升高快速增长,小学阶段从一年级的15.7%增长到六年级的59.0%,初中阶段从初一年级的64.9%增长到初三年级的77.0%,小学和初中阶段是我国近视防控的重点年龄阶段,近视防控任务艰巨。

习总书记曾在2018年8月,针对我国近视呈高发、低龄化趋势,做出重要指示强调:"这是一个关系国家和民族未来的大问题,必须高度重视,不能任其发展。"作为眼视光工作者,我们必须行动起来,遵守习总书记指示,共同呵护好孩子的眼睛,让他们拥有一个光明的未来。

近视眼究竟能否根治,社会上五花八门的治疗手段究竟有没有科学依据,国家卫健委给出明确答案:在现有医疗技术条件下近视无法治愈。为了让大家对近视有进一步的认识,我们编委会的同志就近视的科学防控,以及在近视防控过程中遇到的热点、难点问题为大家抽丝剥茧逐一回答,同时为了提高本书的科普性与可读性,我们采用问答形式并尽量缩减文字篇幅,而且用大篇幅的科普漫画,更直观地让近视防控相关知识简明扼要地呈现在大家面前。在此过程中我们得到郑州福盛康眼视光职业培训学校的大力支持,历时两年完成全书近150余幅插图的原创绘制。我们在书尾以附录的形式汇编整理了与近视防控相关的国家标准、行业标准、诊治指南等国家相关部门公开发布的资料和文件,给大家一个参考,也希望能为致力于近视防控的医务工作者、教育工作者、社会公益人士,眼镜、视光、眼保健的行业同仁带来帮助,我们对各位起草相关标准、指南的专家和学者表示衷心的感谢。

在本书编撰过程中我们尽可能多地查阅文献和资料,以求给读者呈现最新最权威的知识,但由于时间仓促以及我们编委会成员知识的局限,仍有很多不足之处,希望得到广大同仁和读者的批评指正,以便我们在再版时修订改正。

让我们共同行动起来,为青少年的眼健康保驾护航,助力青少年健康成长而努力!

王立书

庚子年立冬于天津

Contents 目录

001. 患者问：人出生时眼睛长好了吗？	002
002. 患者问：眼睛大的人眼球也大吗？	003
003. 患者问：我们的眼睛结构复杂吗？	004
004. 患者问：为什要给孩子建立眼屈光档案？	004
005. 患者问：什么是屈光不正？	005
006. 患者问：正视眼和正常屈光状态是一回事吗？	006
007. 患者问：应该什么时候为孩子做眼健康检查？	007
008. 患者问：如何评估满月婴儿的视力是否正常？	008
009. 患者问：什么是近视管理？	009
010. 患者问：最早什么时间就可以给孩子做初步眼位检查？	010
011. 患者问：多大的孩子开始有瞬目反射？	010
012. 患者问：儿童屈光档案主要包含哪些项目？	011
013. 患者问：儿童青少年近视筛查用散瞳验光吗？	012
014. 患者问：角膜塑形镜的使用寿命多长？什么情况下需要更换？	013
015. 患者问：孩子近视是"长出来"的吗？	014
016. 患者问：近视会遗传吗？	014
017. 患者问：什么是"隐性近视"？	015
018. 患者问：眼压和近视眼之间是什么关系？	016
019. 患者问：戴上眼镜后，孩子的近视度数还会增长吗？	017
020. 患者问：如何检查孩子的眼球运动是否正常？	018
021. 患者问：什么是多区正向离焦眼镜？哪些孩子可以配戴多区正向离焦眼镜？	019
022. 患者问：什么是近视的光学防控？有什么理论依据？	020
023. 患者问：如何用红球试验评估婴幼儿视力？	020
024. 患者问：龙木近视防控镜是什么眼镜？	021
025. 患者问：近视防控的六维度评估及防控模式是什么？	022

026.患者问：低浓度阿托品的近视控制效果怎么样？　　023
027.患者问：低浓度阿托品有不良反应吗？　　023
028.患者问：蓝光是什么？　　024
029.患者问：儿童验光为什么要使用睫状肌麻痹剂散瞳？　　024
030.患者问：近视未必就是近视眼，是真的吗？　　025
031.患者问：有氧户外运动真的能防控近视吗？　　026
032.患者问：防控近视为什么要从幼儿开始？　　027
033.患者问：角膜塑形镜使用的禁忌证是什么？　　028
034.患者问：握笔姿势不良会使近视发展很快吗？　　029
035.患者问：视力正常就一定是正视眼吗？　　030
036.患者问：孩子戴了近视防控镜后，以后还有必要做其他防控措施吗？　　031
037.患者问：儿童需要戴防蓝光眼镜吗？　　032
038.患者问：周边离焦眼镜能控制近视发展吗？　　033
039.患者问：双光棱镜也能控制孩子近视吗？　　034
040.患者问：近视防控为什么一定要做眼光学生物测量？　　035
041.患者问：我们人眼一出生就是正视眼吗？　　036
042.患者问：渐进多点眼镜能控制孩子近视进展吗？　　037
043.患者问：有能控制近视增长的眼镜吗？　　038
044.患者问：人眼是如何防止蓝光危害的？　　039
045.患者问：常戴近视眼镜会使眼睛变形吗？　　039
046.患者问：什么是医源性近视？　　040
047.患者问：孩子现在还小，等长大了再戴角膜塑形镜吧？　　041
048.患者问：开启健康视觉的五大方针是什么？　　041
049.患者问：隐形眼镜能不能给孩子戴？　　042
050.患者问：儿童青少年近视控制的综合措施是什么？　　043
051.患者问：什么是良好的用眼卫生习惯？　　043
052.患者问：针对近视不断加深的孩子，如何降低其近视易感性？　　044
053.患者问：如何加强视觉细胞的营养防护、抑制眼球结缔组织退化？　　045
054.患者问：在近视控制方面主要的干预手段有哪些？　　046
055.患者问：什么是镀膜镜片？　　046
056.患者问：预防孩子眼疲劳可以使用眼药水吗？　　047
057.患者问：孩子真性近视必须戴眼镜吗？　　047

058.患者问:孩子配近视眼镜后度数会越戴越高吗?	048
059.患者问:儿童近视眼镜需要经常戴吗?	048
060.患者问:0.01%阿托品长期使用是否安全?	049
061.患者问:什么是视功能训练?	050
062.患者问:视功能训练能缓解眼疲劳吗?	051
063.患者问:我的视力很好,为啥抄写作业却经常出错,阅读速度也没我班小明同学快?	052
064.患者问:宝宝从上学开始就做眼保健操,可为什么还是近视了呢?	053
065.患者问:干眼症会影响视力吗?	054
066.患者问:孩子患了弱视,治愈后能摘掉眼镜吗?	054
067.患者问:为什么总感觉视疲劳,但眼睛却查不出有什么病变?	055
068.患者问:叶黄素与视力保护有什么关系?	055
069.患者问:为什么很多孩子不愿意定期检测视力?	056
070.患者问:高度近视能使用热灸吗?	057
071.患者问:现在的作业都是在手机、电脑上,这样不就没办法做近视防控了?	057
072.患者问:近视防控的意义是什么?	058
073.患者问:为什么有的孩子通过做眼保健操视力提升了,而近视屈光度并没有变小?	059
074.患者问:我们生活中有益于眼睛的蔬菜、水果有哪些?	059
075.患者问:叶黄素对近视防控有好处吗?	060
076.患者问:我家孩子原来做近视治疗都不管用,最后还是戴上了眼镜,现在做近视防控管用吗?	061
077.患者问:我家孩子配戴了眼镜之后,近视度数怎么还增长呀?	062
078.患者问:近视眼长大以后可以做手术,现在随便配副眼镜看清黑板就行呗?	063
079.患者问:叶黄素的适宜人群都有哪些?	063
080.患者问:孩子说能看清黑板,只是经常眯眼看东西,用戴眼镜吗?	064
081.患者问:叶黄素服用后是否可以瞬间提高视力?	065
082.患者问:日常饮食是否可以代替叶黄素补充?	066
083.患者问:服用叶黄素有什么注意事项?	067
084.患者问:如果不慎过量服用叶黄素怎么办?	068
085.患者问:服用叶黄素过程中是否会出现皮肤黄染现象?	068
086.患者问:叶黄素为什么有的是咀嚼片,有的是软胶囊?有什么区别?	069

087. 患者问：儿童验光为什么要使用睫状肌麻痹剂散瞳？ 070
088. 患者问：叶黄素为什么有的是压片糖果，有的是国食健字？有什么区别？ 071
089. 患者问：叶黄素的服用周期是多长？ 071
090. 患者问：配戴眼镜后看东西头晕或者有不适感，说适应一下就好了，这是正常的吗？ 072
091. 患者问：白天戴镜视力正常，晚上开车时视力明显下降，甚至模糊不清是怎么回事？ 073
092. 患者问：有高度散光，看远时视力正常，看近时眼睛疲劳是怎么回事？ 074
093. 患者问：瞳距对配镜重要吗？两个眼的瞳距一样吗？如果配错瞳距会怎么样？ 075
094. 患者问：如果眼睛有近视、散光、斜视，应该如何配镜才能避免视疲劳？ 076
095. 患者问：验光时插片试戴是清晰的，为什么同样度数配出来的眼睛戴上不舒服？ 077
096. 患者问：眼贴的原理是什么？对近视防控有没有作用？ 078
097. 患者问：中医眼部按摩有用吗？眼部按摩膏的原理是什么？ 079
098. 患者问：干眼有哪些危害？ 080
099. 患者问：护眼灯有用吗？如何选择护眼灯？ 081
100. 患者问：眼镜店、视光中心、眼科的区别是什么？近视了应该去哪里？ 082

附录一	儿童青少年屈光健康档案	083
附录二	近视防治指南	087
附录三	儿童青少年近视防控健康教育核心信息	095
附录四	儿童少年矫正眼镜卫生要求(GB)	101
附录五	学生使用电脑卫生要求(GB)	107
附录六	学生课桌椅功能尺寸(GB)	112
附录七	中小学校普通教室照明设计安装卫生要求(GB)	123
附录八	中小学校教室采光和照明卫生标准(GB)	129
附录九	国家卫生健康委办公厅关于印发儿童青少年近视防控适宜技术指南的通知	134
附录十	角膜曲率焦度与角膜曲率半径换算表	145
附录十一	框架眼镜与角膜接触镜光度换算表	147

基础知识：眼球的生理结构是什么样子的？

人对外来事物的认知70%来源于视觉，眼球近似球形，眼球由眼球壁和眼内容物组成。

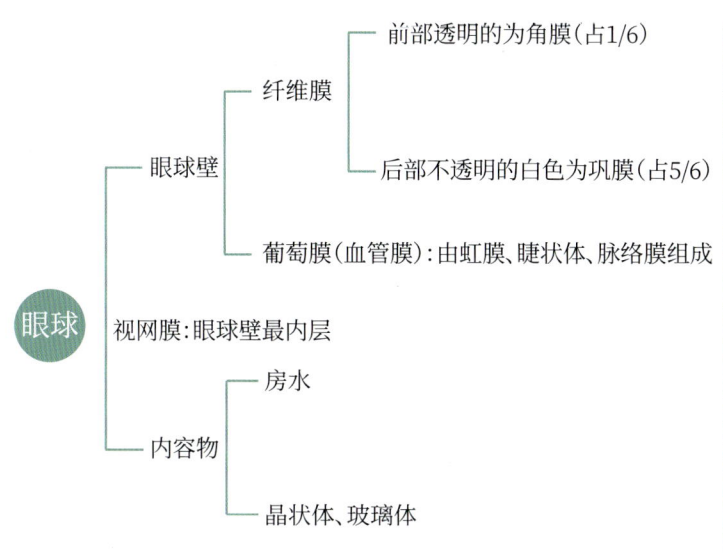

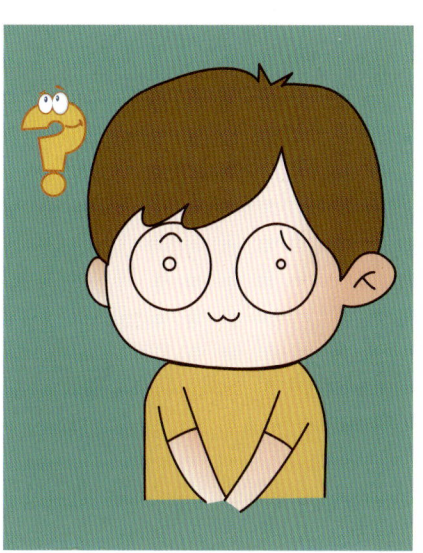

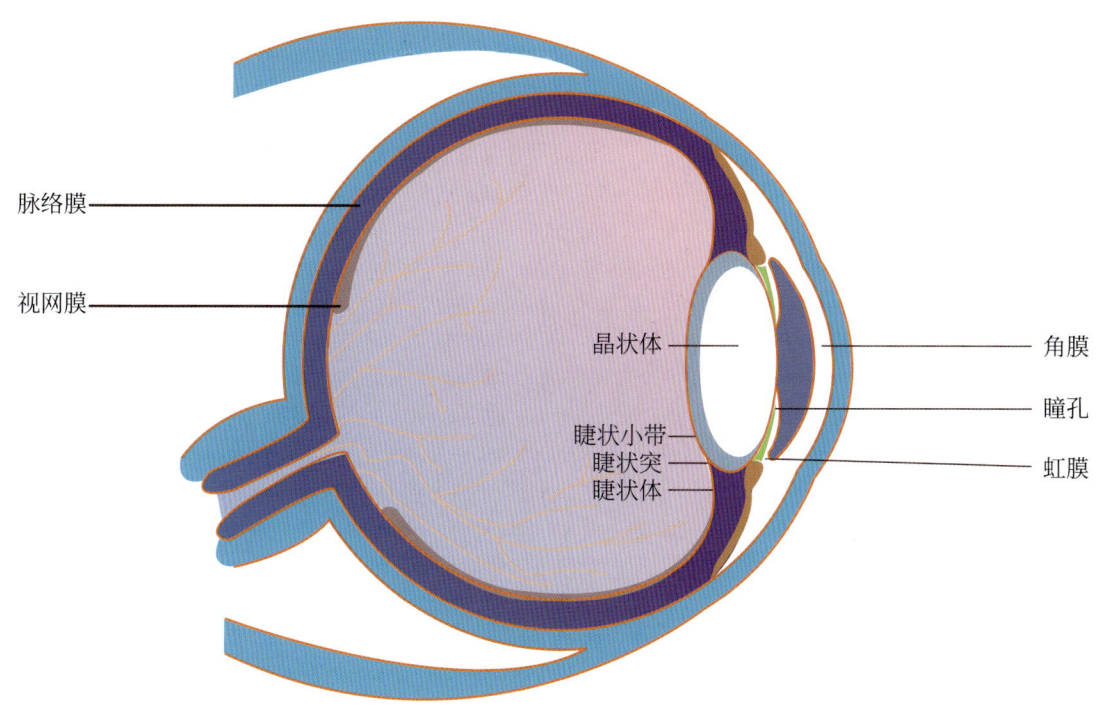

001 患者问：人出生时眼睛长好了吗？

人在出生的时候，无论是眼球的大小，还是眼球的功能都还没有发育成熟。正常足月新生儿眼轴长（16.54±0.56）mm，3岁时眼轴长度达到正视眼水平22 mm左右，13~14岁时眼轴长度达到约23 mm。由于婴儿出生时黄斑的发育尚未完善，视力很低，缺少注视能力，也就是说还没有中心视力，此时视力仅为光感。出生后6~8周的婴儿开始出现双眼固视、双眼共同运动，能追随水平方向的物体移动，特别喜欢看人的脸。黄斑中心凹在婴儿出生后3~5个月时大体发育完成，一般出生后4个月基本完成黄斑部细胞的构筑。4~5个月，婴儿开始能辨别颜色，特别是对红色感兴趣。1岁左右的婴儿视力达到0.1~0.2。3岁左右视力将达到0.5~0.6，5岁时达到0.6~0.8。

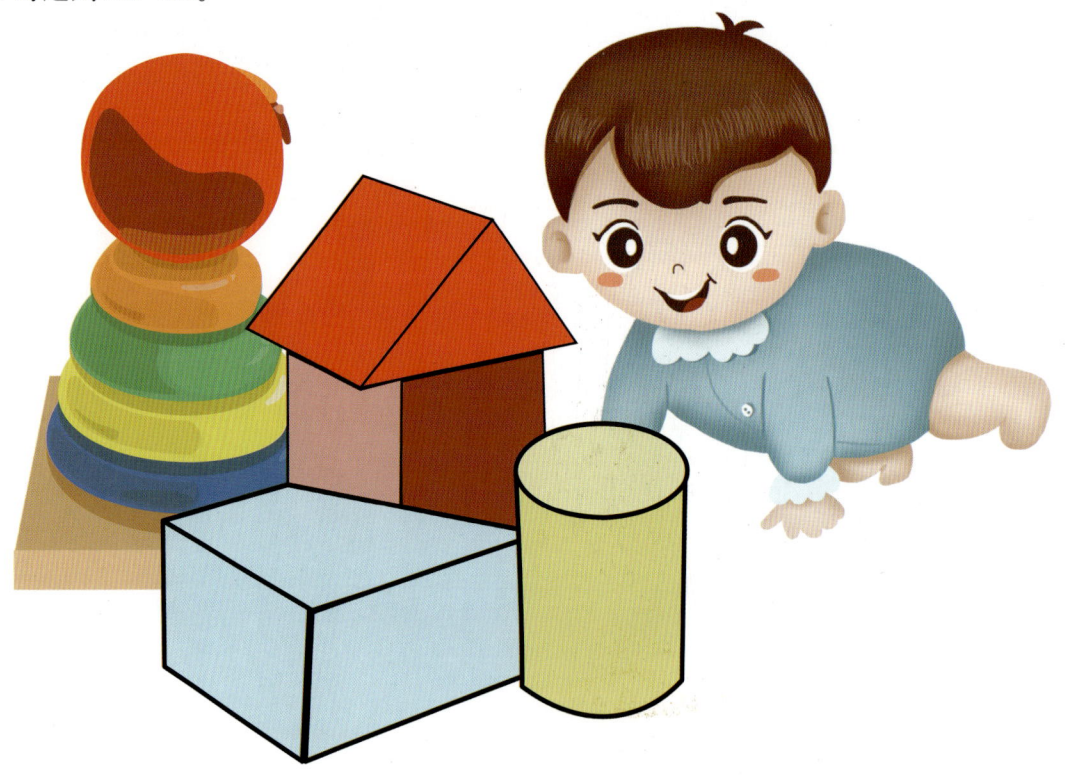

儿童注视红色球体

医者说 002 患者问：眼睛大的人眼球也大吗？

生活中我们所说的眼睛大小主要是指睑裂的大小，睑裂大眼球前部暴露较多，看起来显得眼睛较大。睑裂小眼球前部暴露较少，看起来眼睛显得较小。实际上睑裂大的人其眼球未必就大，实际上睑裂小的人其眼球也未必一定就小。

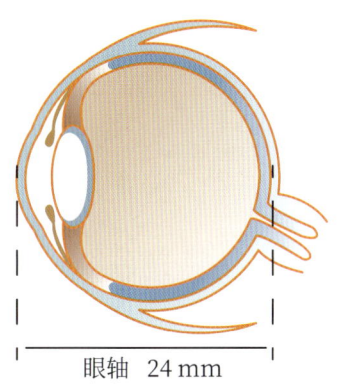

眼轴长度测量

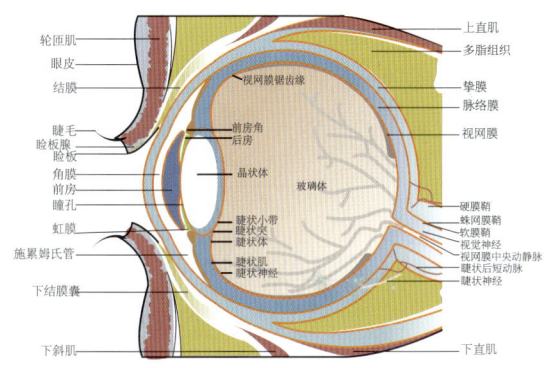

眼球外表面解剖

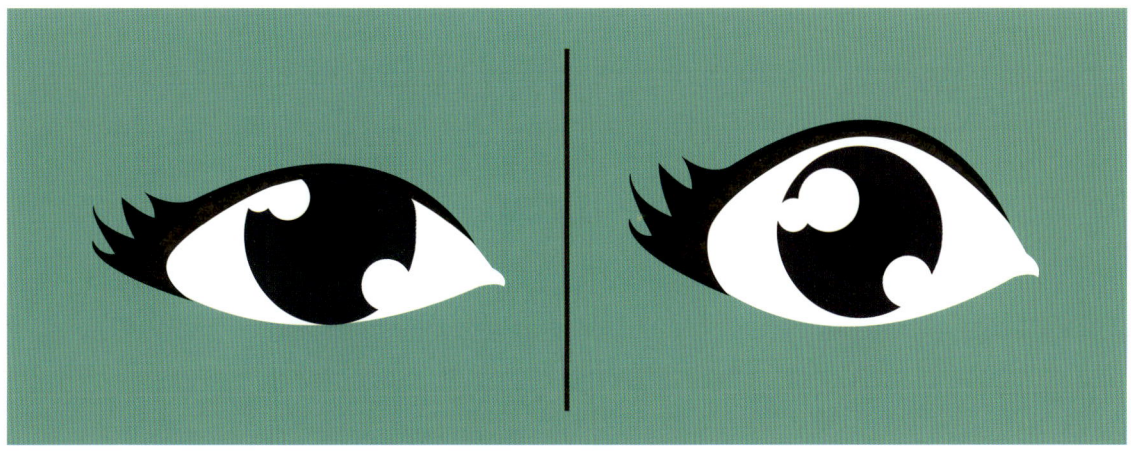

眼睛大小的对比

003 患者问：我们的眼睛结构复杂吗？

眼睛的生理结构十分精密而复杂。眼球近似于球形，位于眼眶内，前后直径平均为24mm，横向直径约为23.5mm。眼球是由屈光系统和感光系统两部分构成，基本生理结构包括眼球壁和其中的眼内容物。

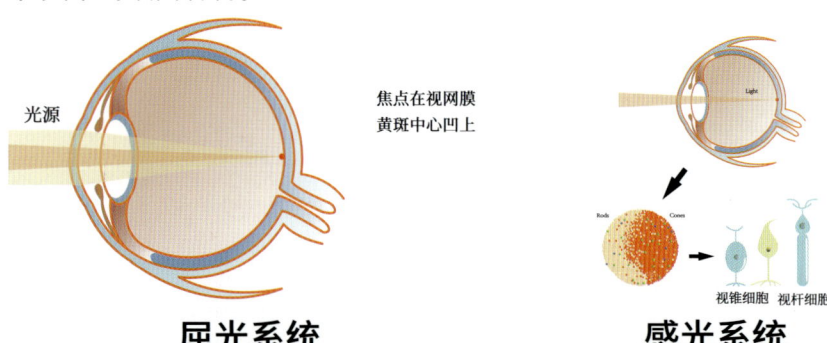

屈光系统　　　　　　感光系统

004 患者问：为什么要给孩子建立眼屈光档案？

(1) 家长可以了解到儿童眼睛屈光发育的现状和进程。

(2) 能有效预警近视的发生发展。

(3) 视光医生可以依据屈光发育档案资料提出有意义的近视控制方法和手段。

(4) 学校可以了解到学生的整体近视患病率、发病率、近视进展率情况。

(5) 医生和科研工作者可以研究近视发生发展的流行病学大数据等动态数据。

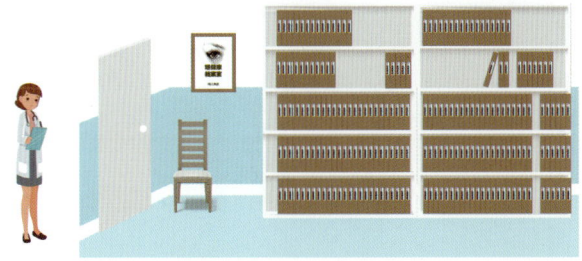

005 患者问：什么是屈光不正？

眼睛屈光不正是指眼在调节放松状态下，5m外的平行光线经过眼的屈光作用后，不能在视网膜上形成焦点：焦点在视网膜前为近视；焦点在视网膜后为远视；不能形成焦点，而是形成两条焦线的为散光。

正视眼是指眼在调节放松状态下，平行光线通过眼的屈光作用后，在视网膜上形成的一种屈光状态。可见，屈光不正和正视眼是相互对立的两种不同的屈光状态。

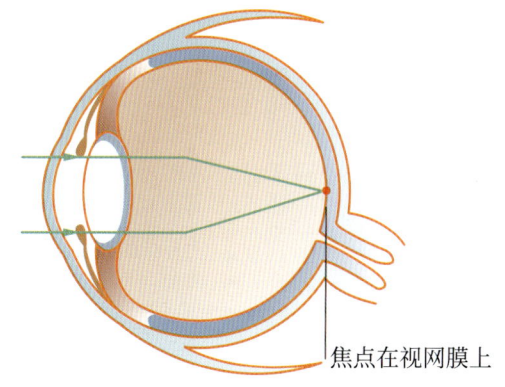

焦点在视网膜上

正视眼光线分布

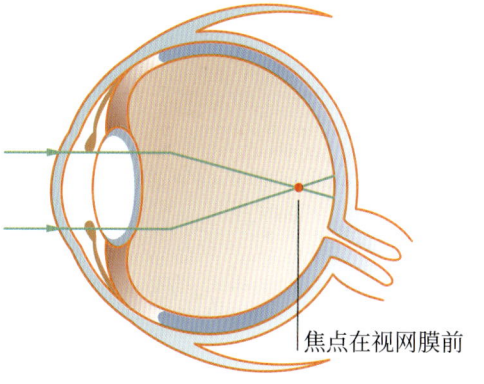

焦点在视网膜前

近视眼光线分布

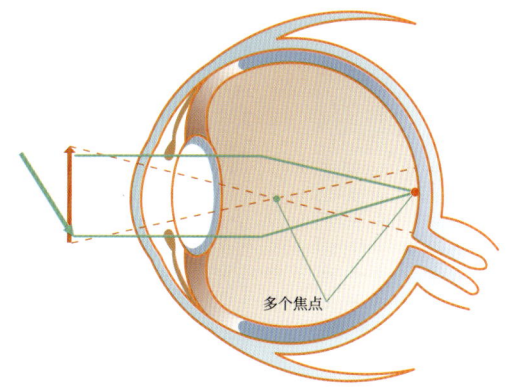

多个焦点

散光状态光线分布

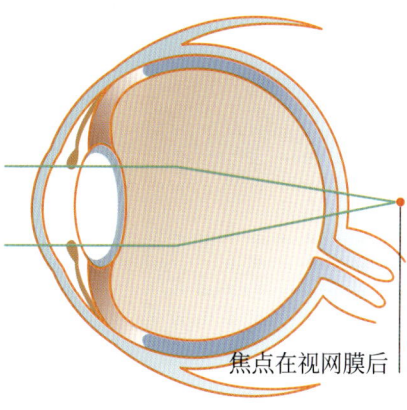

焦点在视网膜后

远视眼光线分布

近视防控100问

医者说 006 患者问：正视眼和正常屈光状态是一回事吗？

正视眼和正常屈光状态不是一回事。正视眼是指眼睛没有屈光不正的一种屈光状态，即眼睛在调节完全放松的状态下，远处物体发出的入眼平行光线，通过屈光系统聚焦于视网膜上的一种屈光状态，是人眼正常屈光发育完成后所达到的一种理想屈光状态。屈光状态就像人的体重、身高一样是和年龄相关联的，不同的年龄其正常屈光状态是不同的，如学龄前儿童的正常屈光应是不同程度的远视状态，而不是正视。可见，正视眼的屈光状态一定是没有屈光不正，而正常屈光状态的眼睛未必一定是正视眼。

正常视力下限参考：3岁——视力0.5；4~5岁——视力0.6；6~7岁——视力0.7；7岁以上——视力0.8

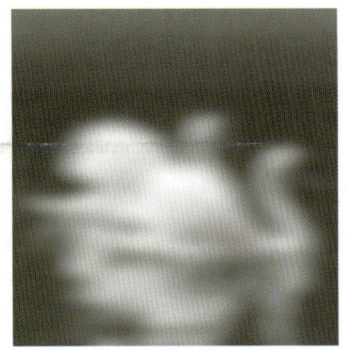

刚出生

视力极差，只有光感；视物一片模糊

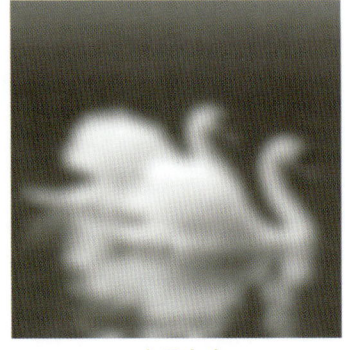

2个月左右

视力开始发育，眼睛会随着物体转动；出现保护性的眨眼反射

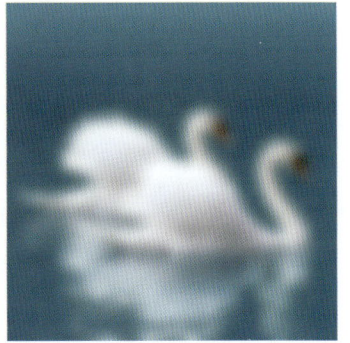

3个月左右

视野可达到180度；视力增长到0.02；开始分辨红、绿、蓝三原色

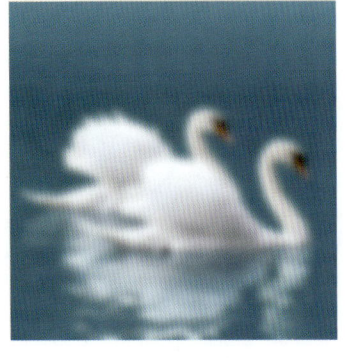

6个月左右

双眼能较长时间地注视一个物体；手眼协调更加娴熟；能抓住物品或将东西放入口中

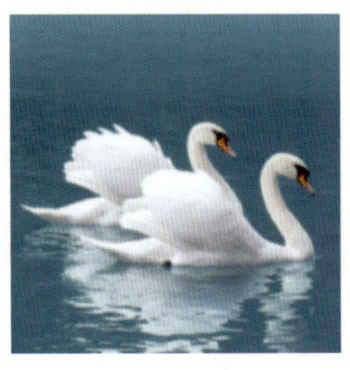

8个月左右

深度知觉有所发展，开始具备判断距离能力；设定目标后能移动身体去拿；能用眼睛判断父母长相

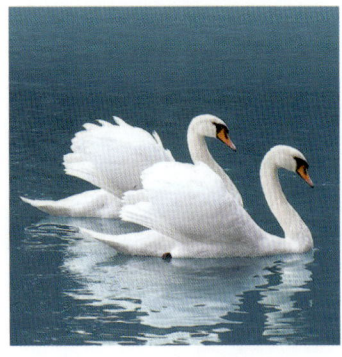

6岁

视力可具备成年人1.0视力水平；能清楚地看到父母眼中的世界

007 患者问：应该什么时候为孩子做眼健康检查？

我国《儿童及视力保健技术规范(2013)》要求，健康儿童应当在生后28～30 d进行首次眼病筛查，分别在3、6、12月龄和2、3、4、5、6岁健康检查的同时进行阶段性眼病筛查和视力检查；具有眼病高危因素的新生儿，应当在出生后尽早由眼科医师进行检查；出生体重＜2000 g的早产儿和低出生体重儿，应当在生后4～6周或矫正胎龄32周，由眼科医师进行首次眼底病变筛查，直至达到正视状态。

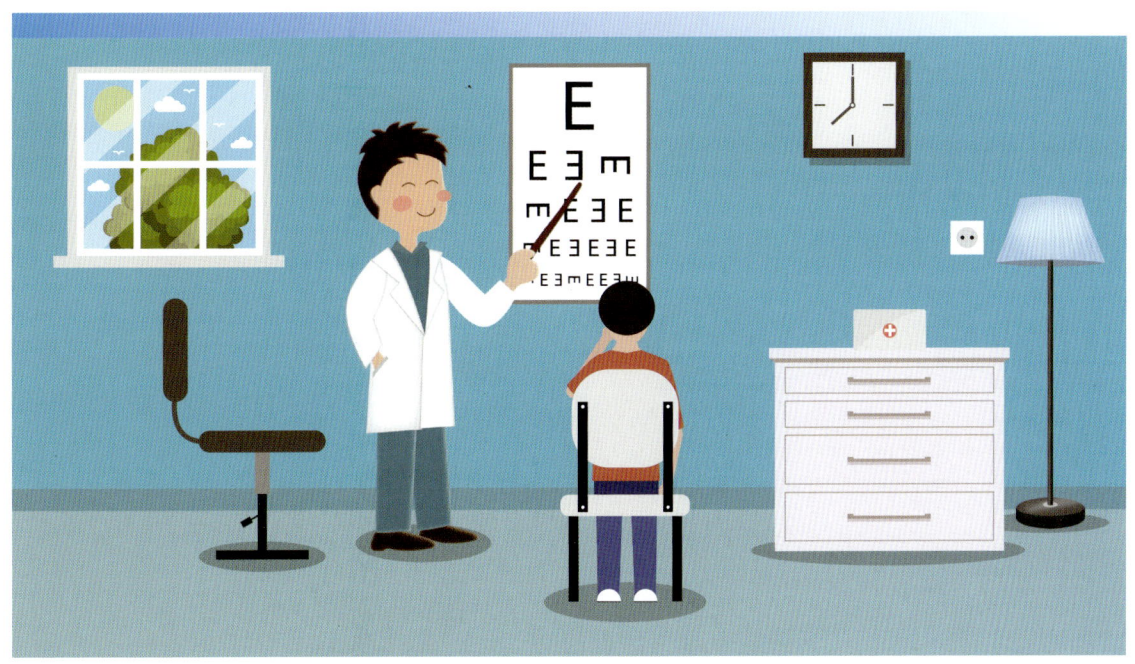

眼部健康从定期眼健康检查做起

近视防控100问

医者说 008 患者问：如何评估满月婴儿的视力是否正常？

对于满月婴儿可以通过光照反应检查初步评估其视力是否正常。检查的方法是：检查者将手电灯快速移至婴儿眼前照亮瞳孔区，重复多次，两眼分别进行，婴儿出现反射性闭目动作为正常。

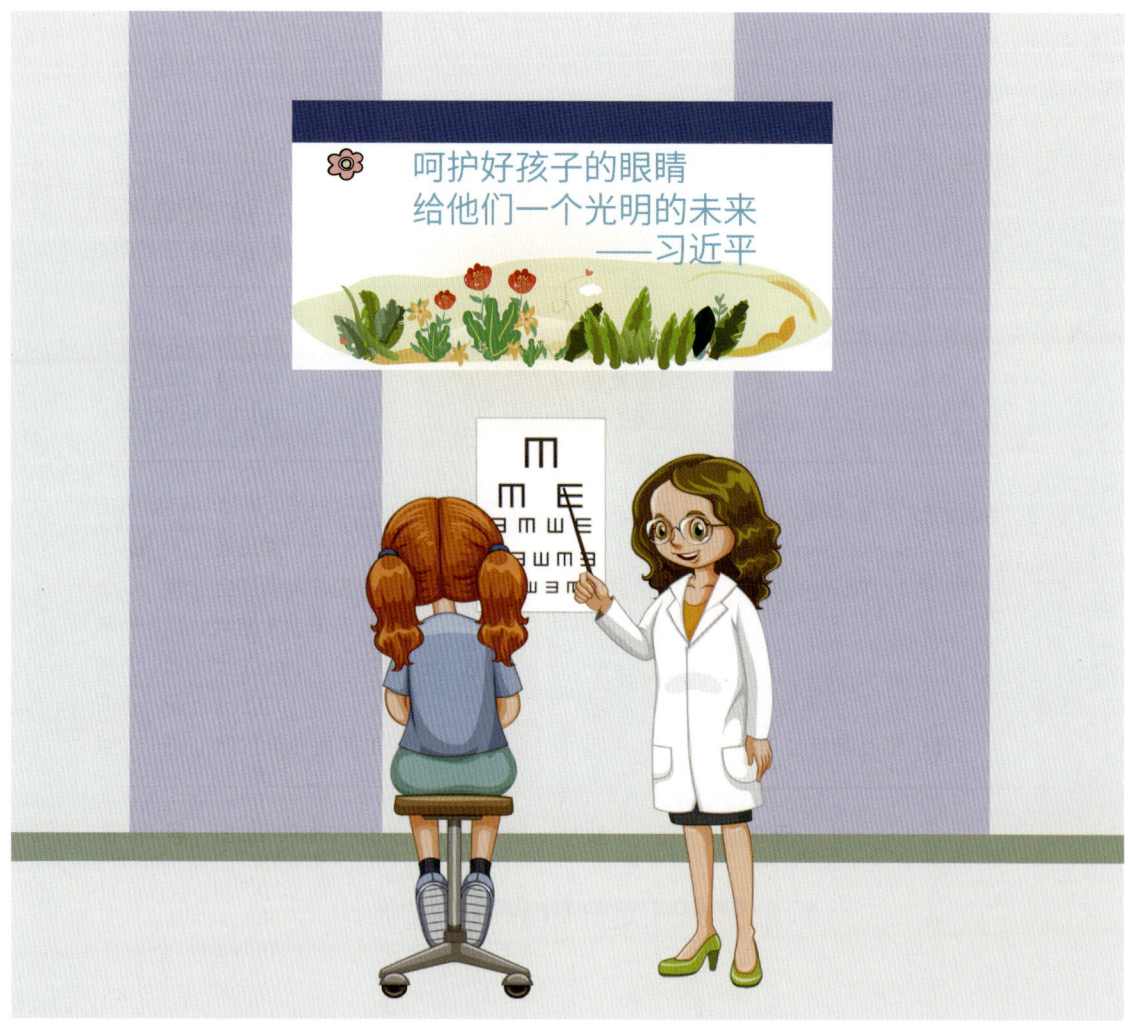

近视防控100问

医者说 009 患者问：什么是近视管理？

近视管理包含两部分内容：对未发生近视的儿童青少年进行眼健康管理；对于已经发生近视的儿童青少年，应当通过科学宣教和规范的诊疗，采用个性化的矫正、干预等综合措施来延缓近视进展。

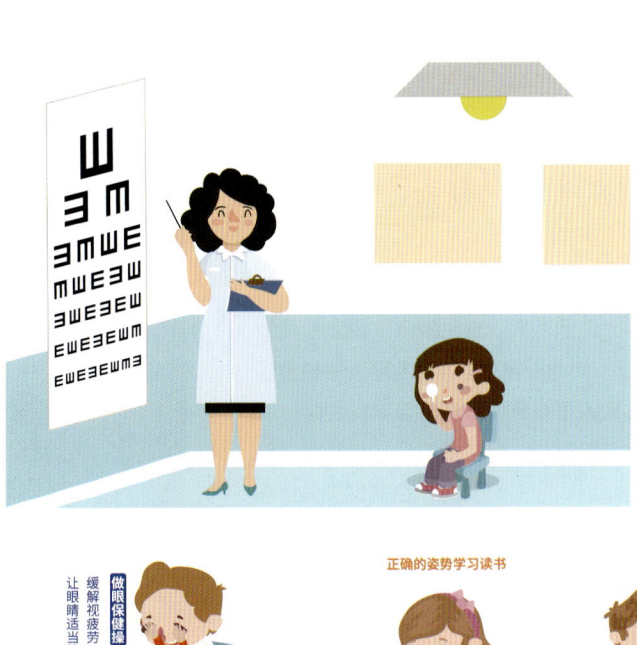

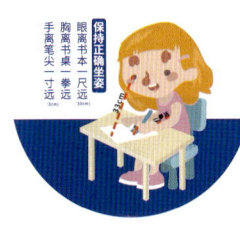
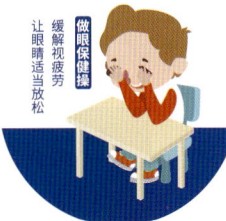

学校防护　　　　　　　　　　　家庭防护

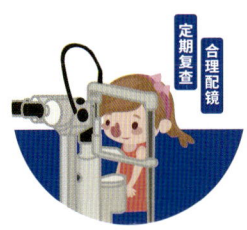
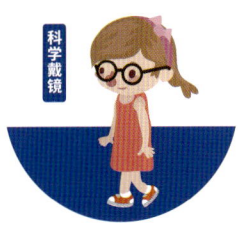
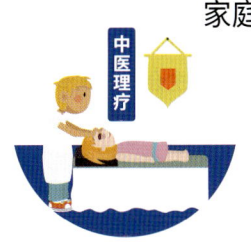

010 患者问：最早什么时间就可以给孩子做初步眼位检查？

出生后6个月就可以用角膜映光加遮盖试验给孩子做初步眼位检查。检查方法：将手电灯放至儿童眼正前方33cm处，吸引儿童注视光源；用遮眼板分别遮盖儿童的左、右眼，观察眼球有无水平或上下的移动。正常儿童两眼注视光源时，瞳孔中心各有一反光点，分别遮盖左右眼时没有明显的眼球移动。

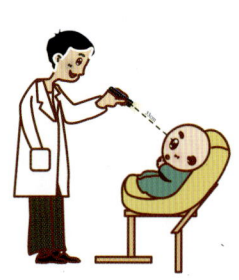
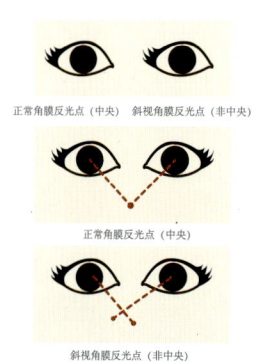
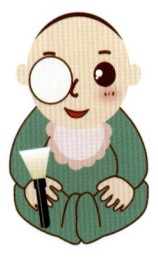
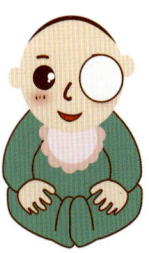

011 患者问：多大的孩子开始有瞬目反射？

通常3个月龄大小的婴儿就应该表现出正常的瞬目反射。瞬目反射的检查方法是，受检者取顺光方向，检查者以手或大物体在受检者眼前快速移动，不接触到受检者。婴儿立刻出现反射性防御性的眨眼动作为正常。

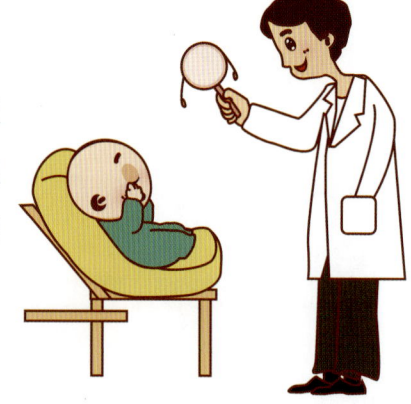

012 患者问：儿童屈光档案主要包含哪些项目？

医者说

屈光档案应包含病史、眼部检查及屈光检查项目。

（1）病史：①近视发病年龄；②眼部及全身病史、手术史；③近视家族史；④用眼习惯及用眼环境；⑤既往近视进展史（如有）；⑥既往近视控制治疗史（如有）。

（2）眼部检查：①裂隙灯显微镜眼前节检查；②眼底检查；③眼位检查；④眼压检查；⑤眼生物学检查；⑥角膜曲率检查。

（3）屈光检查：①客观屈光检查；②主观屈光检查；③双眼视功能检查；④睫状肌麻痹验光。

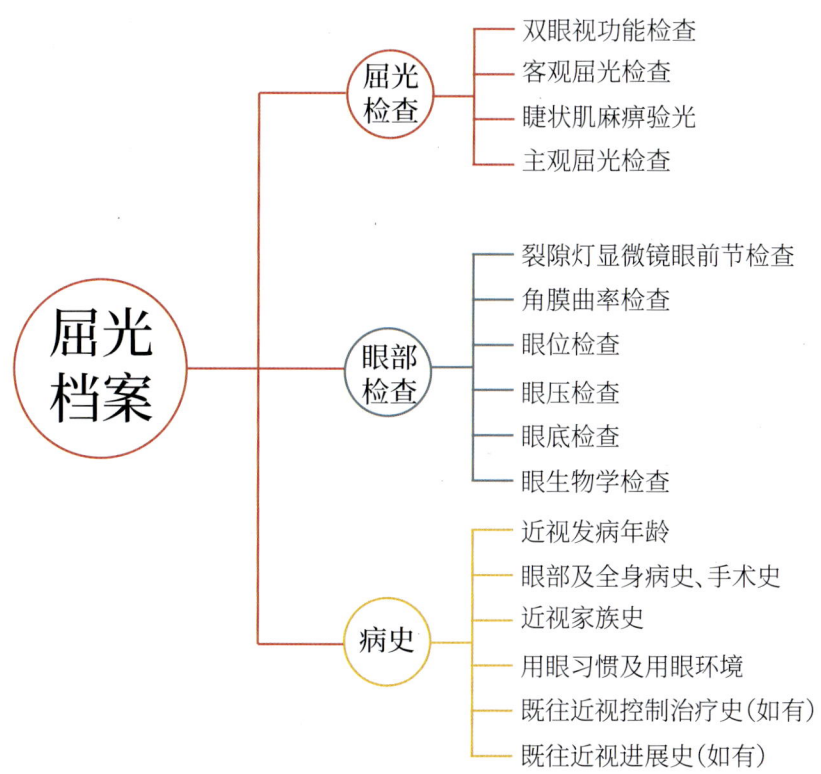

近视防控100问

医者说 013 患者问：儿童青少年近视筛查用散瞳验光吗？

儿童青少年近视筛查不用散瞳验光。

近视筛查是指通过简单、快速的检查或其他措施，在儿童青少年人群中，发现可疑近视或近视儿童青少年。近视筛查的目的是早期发现可疑近视或近视儿童青少年，做到早发现、早干预。

目前最常用的近视筛查方法是裸眼视力检查和非睫状肌麻痹屈光度检查。

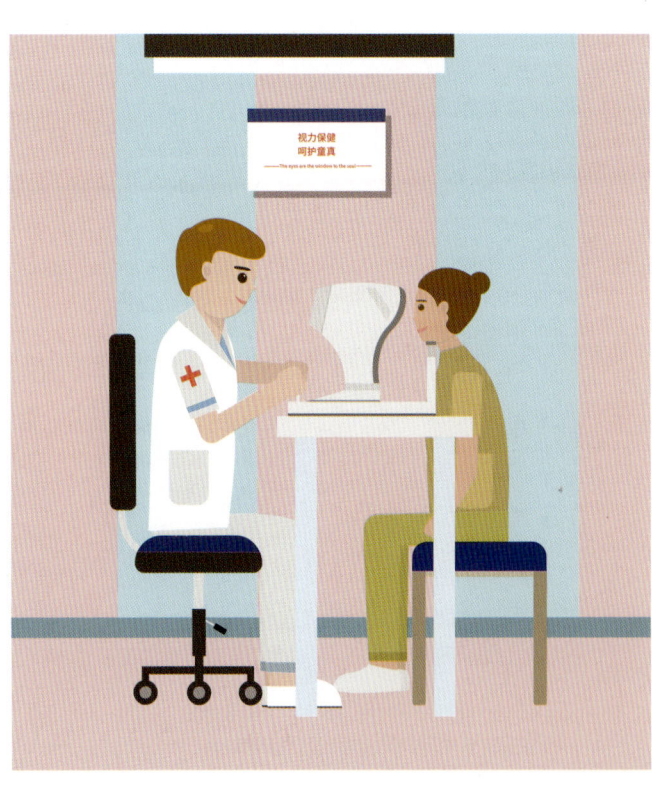
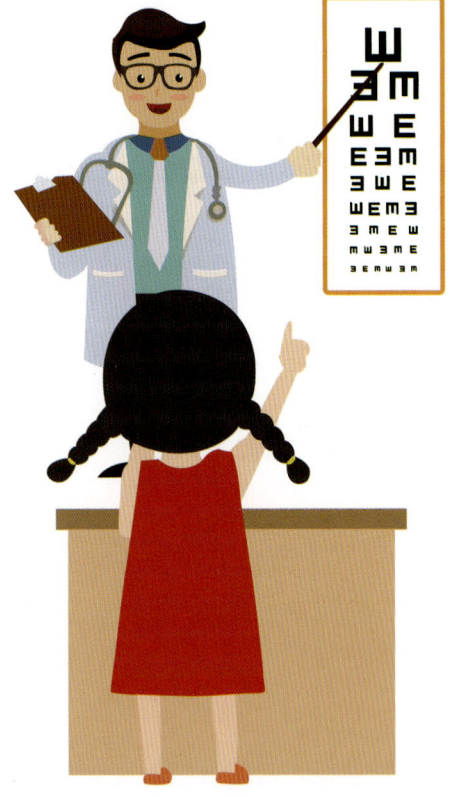

014 患者问：角膜塑形镜的使用寿命多长？什么情况下需要更换？

角膜塑形镜的使用寿命与使用者的眼表状况、日常使用和清洗维护等操作有很大关系，一般没特殊情况的话一年半左右。平常需要定期检查定期监测，如护理保养得当，可以延至两年左右。一是由于镜片的寿命和磨损；二是孩子眼球还在发育，角膜的形态发生变化了，就像脚大了鞋子不合适了一样。如果配戴角膜塑形镜，一定要定期进行检查，包括视力、眼部健康、镜片外观及其适配情况等，一旦出现适配问题或镜片严重磨损甚至损坏，就应遵照医嘱及时更换镜片。

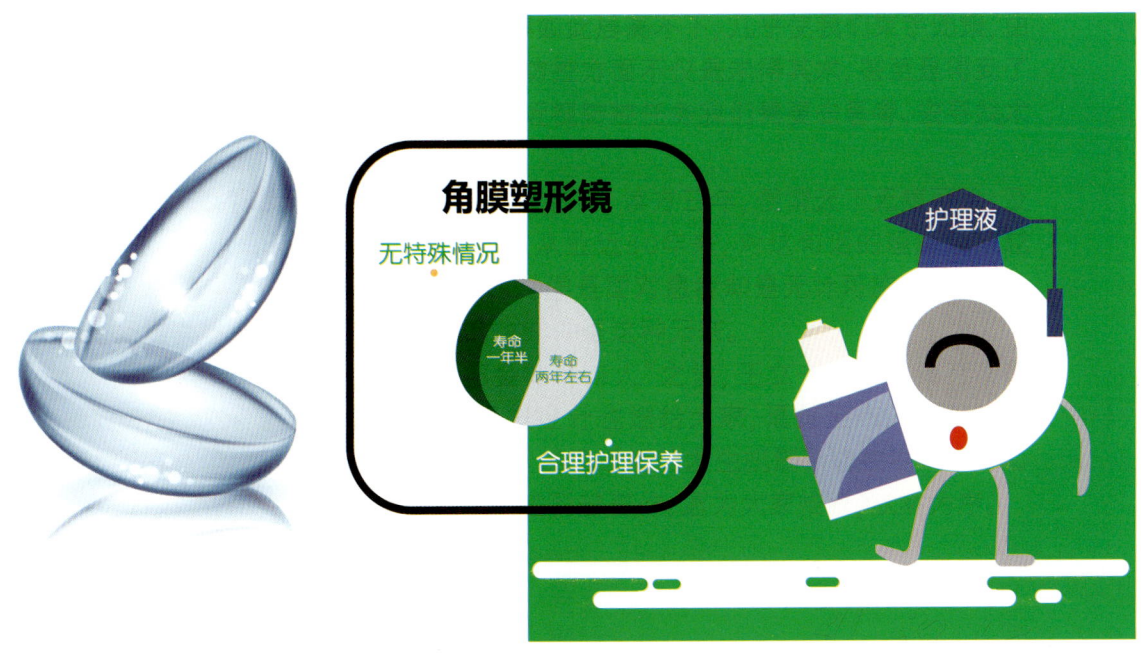

角膜塑形镜

近视防控100问

医者说 015 患者问：孩子近视是"长出来"的吗？

是的，在眼球的后天发育过程中，尤其0~6岁是关键期，持久或过度的看近负荷诱导眼睛的过度发育，即眼轴异常增长，致使眼球的屈光力发育过快（相对眼轴长度眼的屈光力过强）。所以说近视的产生是后天生长发育过程，眼球对看近负荷过强做出的屈光状态适应性改变。

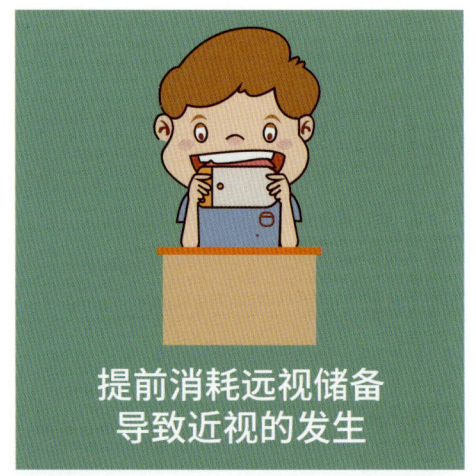

提前消耗远视储备
导致近视的发生

医者说 016 患者问：近视会遗传吗？

近视是会遗传的。近视是由遗传因素和环境因素引起的。调查分析证明，近视眼约65%是由遗传决定的，35%是由环境决定的，高度近视可通过常染色体显性遗传或隐性遗传、X连锁遗传方式传递给后代，因此，可以肯定地说，近视会遗传给下一代。

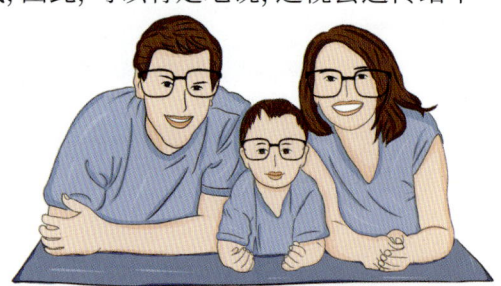

保护好我们的眼睛
防止近视传给下一代

017 患者问：什么是"隐性近视"？

医者说

隐性近视就是眼球发育中，在进入青春发育期前出现过度正视化的一种隐性屈光异常。刚出生时我们的眼球小，眼睛总的屈光度是远视状态，我们通常称这种远视为生理性远视储备。眼球在发育过程中，生理性远视逐渐向正视化发展，眼轴缓慢变长，远视度数逐渐消减。简单地讲，隐性近视就是儿童青少年眼睛发育过程中远视储备过度消减，但屈光状态仍不表现为近视，是视力基本正常的一种隐性异常屈光状态。

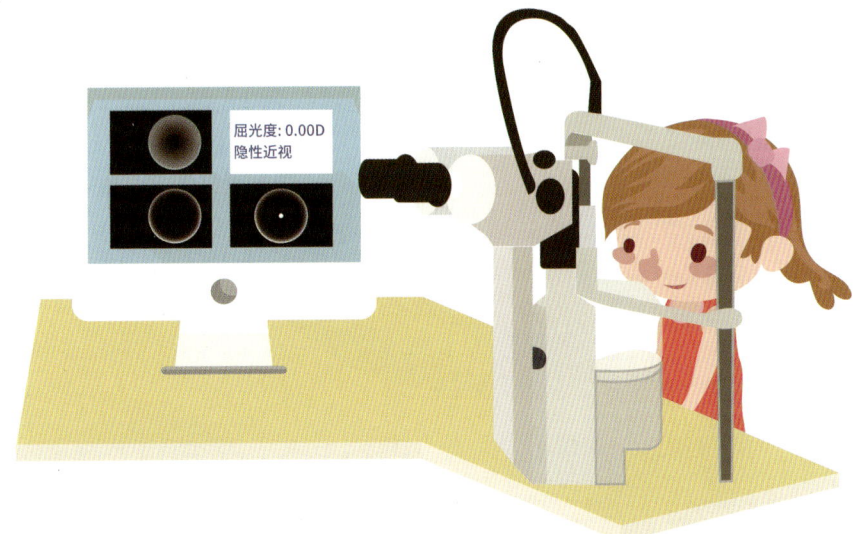

生理性远视储备

年龄	裸眼视力	屈光状态	远视储备
2~3岁	0.5~0.6	+2.10~+3.00D	+3.00~+2.50D
4~5岁	0.6~0.8	+2.10~+2.20D	+1.75~+2.00D
6~7岁	0.8~1.0	+1.75~+2.00D	+1.25~+1.50D
8~9岁	≥1.0	+1.25~+1.50D	+1.00~+1.25D
10~12岁	≥1.0	+1.00~+0.50D	+0.50~+0.75D

近视防控100问

018 患者问：眼压和近视眼之间是什么关系？

简单地说，眼压就是眼球腔体内的压力（如同轮胎内的胎压）。眼压过高不仅能引起眼底供血不足甚至会引发青光眼，而且也是儿童轴性近视眼发生和发展的重要因素。研究发现，眼压、眼轴与近视屈光度之间存在正相关性，即眼压越高，眼轴越长。

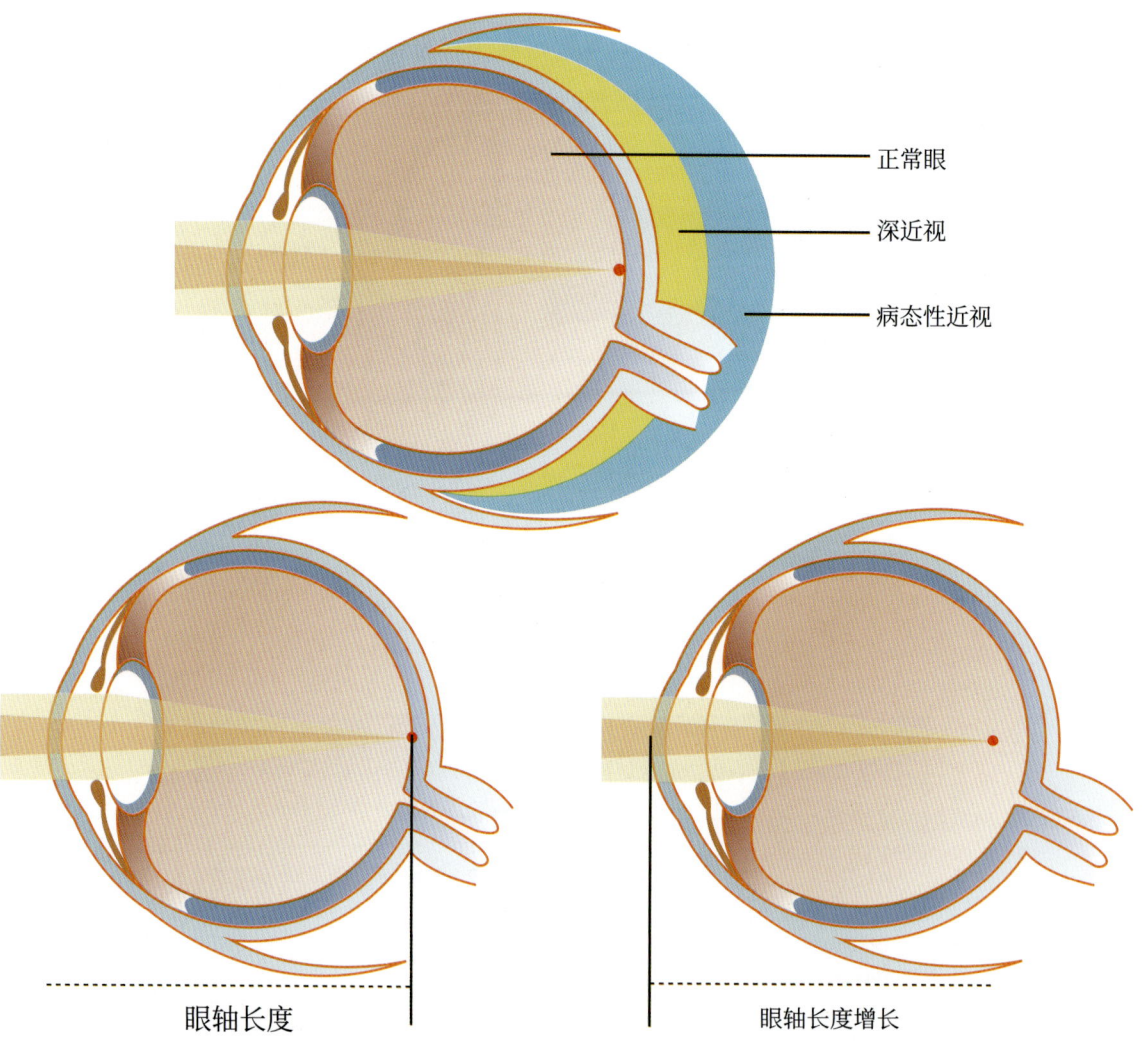

眼轴每增长1mm，度数增长约-3.00度

019 患者问：戴上眼镜后，孩子的近视度数还会增长吗？

临床研究证明，不戴眼镜会比配戴合适度数眼镜的度数增长得更快。如果及时配戴了合适眼镜，是不是就能有效控制近视度数不再增加？答案是：不一定。因为发育中的儿童青少年，随着年龄的增长，近视度数也会有一定的增长，青少年一旦形成近视，无论戴镜还是不戴镜，孩子的近视度数都有可能增长。只不过不戴镜或戴近视欠矫眼镜，度数增长的倾向更大。

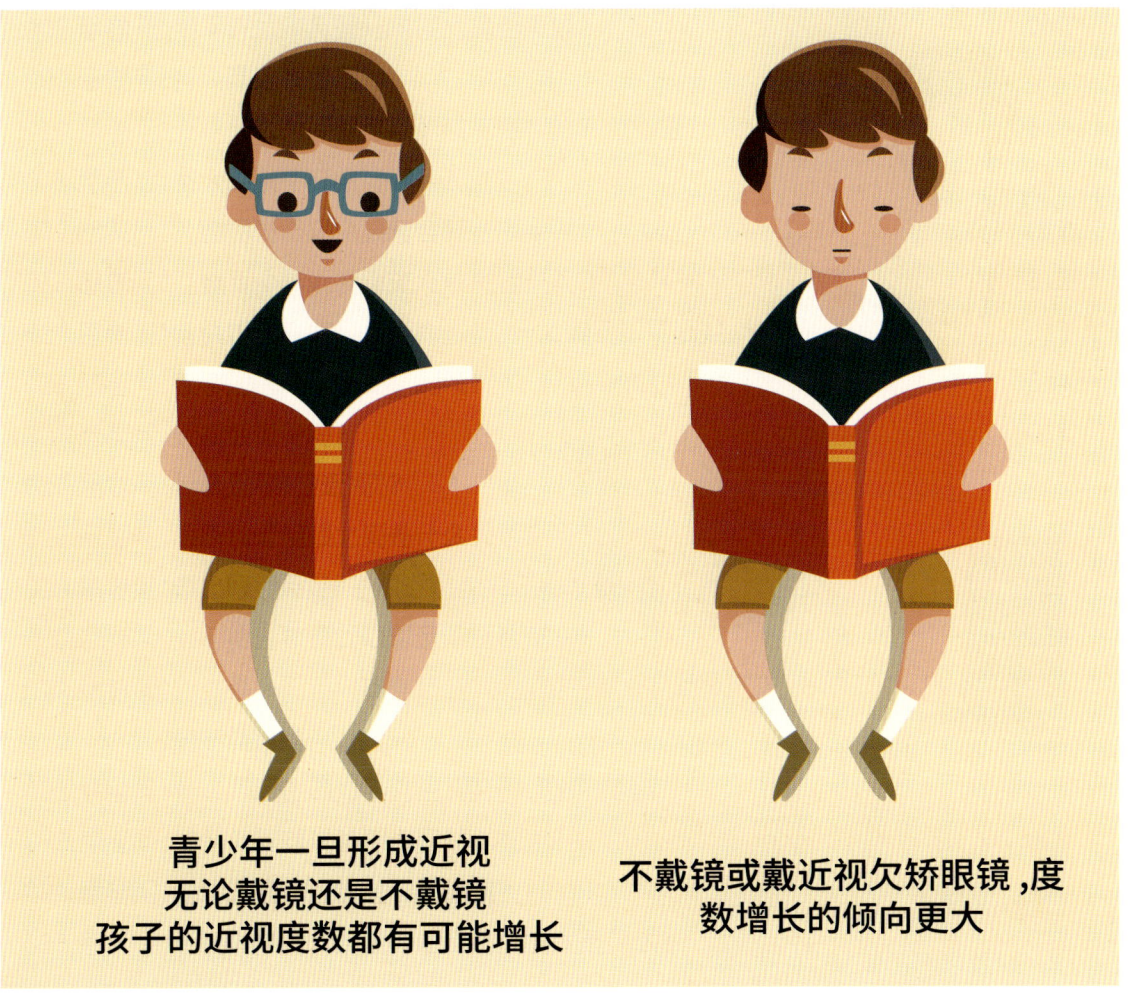

青少年一旦形成近视
无论戴镜还是不戴镜
孩子的近视度数都有可能增长

不戴镜或戴近视欠矫眼镜，度数增长的倾向更大

近视防控100问

医者说 020 患者问：如何检查孩子的眼球运动是否正常？

通常对1~3岁儿童开始进行眼球运动检查，以评估儿童有无视力障碍和眼位异常。眼球运动的检查方法：自儿童正前方30~40cm处，分别向上、下、左、右慢速移动手电灯。正常儿童两眼注视光源时，两眼能够同时同方向平稳移动，反光点保持在两眼瞳孔中央。眼注视光源时，瞳孔中心各有一反光点，分别遮盖左右眼时没有明显的眼球移动。

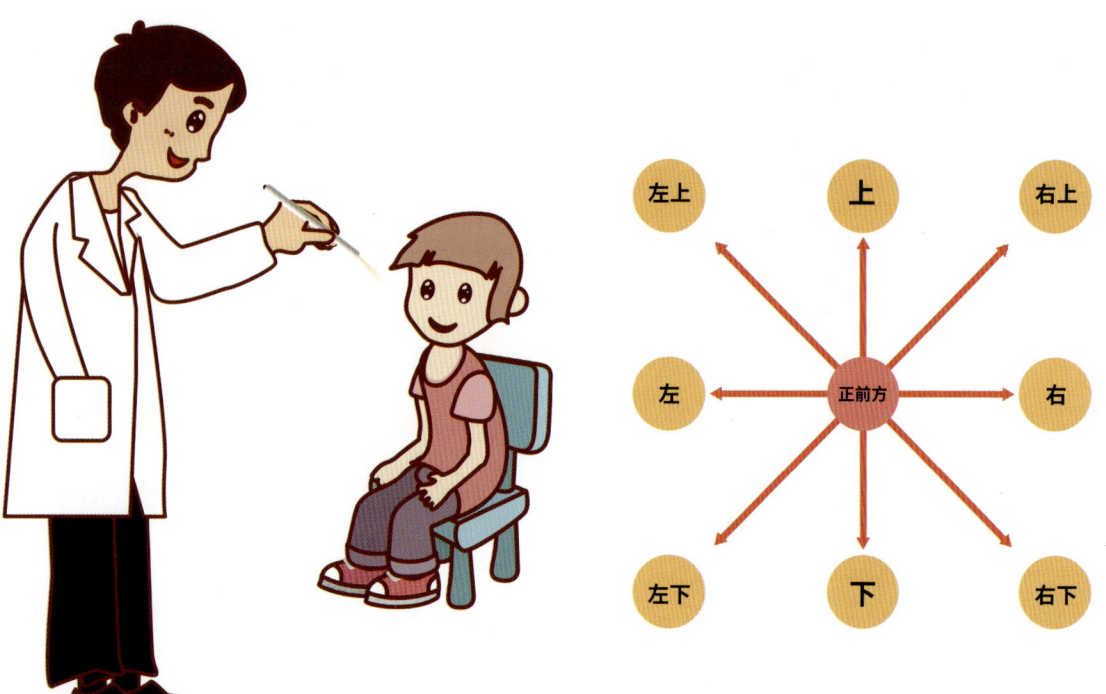

021 患者问：什么是多区正向离焦眼镜？哪些孩子可以配戴多区正向离焦眼镜？

多区正向离焦又称多点近视离焦，其光学设计特点是将396~1200多个微型透镜分布在镜片光心周围直径约32 mm的区域，每一个微型透镜均能形成近视离焦。即使在眼球旋转后，多区正向光学离焦设计也能持续性提供近视离焦。这样就避免了配戴普通周边离焦眼镜在不改变头位，仅转动眼球时存在注视偏差，导致视网膜周边离焦效应的变化和中心视力下降，影响其近视控制效果。

年龄5~18岁，近视增长较快的儿童青少年，联合光度不超过-10.00D（散光不超过4.00D）均可选择性验配。配戴多区正向离焦眼镜同时每天使用低浓度阿托品滴眼，也会获得好的近视控制效果，长时间使用低浓度的阿托品可能会造成眼干和畏光。

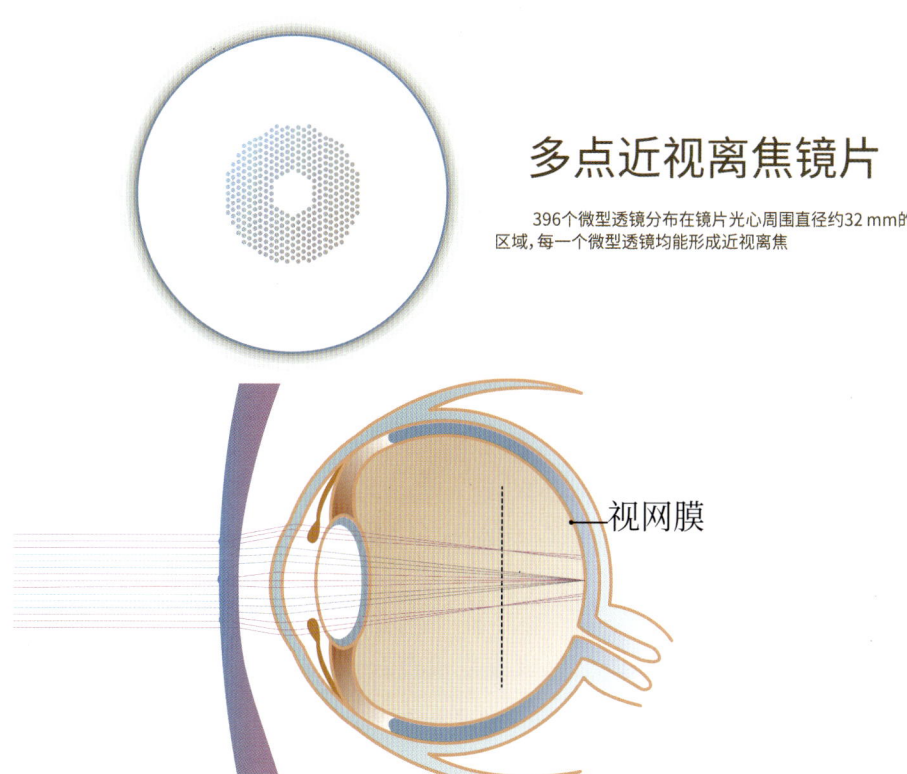

多点近视离焦镜片

396个微型透镜分布在镜片光心周围直径约32 mm的区域，每一个微型透镜均能形成近视离焦

视网膜

医者说 022 患者问：什么是近视的光学防控？有什么理论依据？

关于近视的形成有很多种学说，比较被大家公认的有调节学说、近代偿学说、巩膜营养学说、离焦学说、眼位学说等，但是整体梳理后发现无论用什么学说阐述近视的原因都与长时间近距离用眼有关，所以笔者认为近视的防控要从解决长时间近距离用眼为主，辅以良好用眼习惯的养成。世界眼科基金会中国分会会长张校房教授、著名屈光学专家徐广第教授、近视眼代偿学说发明人贾锐锋教授均对近视的光学防控持肯定态度，二五验光法发明人蒋顺复教授更是在20世纪即展开学生近视光学防控的研究和实践。从目前的参考文献和临床数据来看，光学防控对预防近视的发生和加深是安全、易行、有效的，罗敦司得安视怡镜片在近视的光学防控上就有优异的表现。

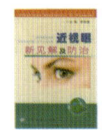
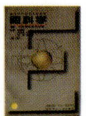
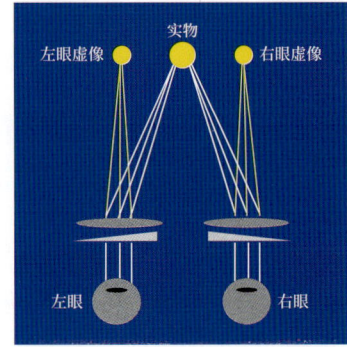

医者说 023 患者问：如何用红球试验评估婴幼儿视力？

红球试验是评估婴幼儿注视能力的一种检查方法，通常用于3个月龄大小的婴儿。方法是：用直径5 cm左右色彩鲜艳的红球在婴儿眼前20～33 cm距离缓慢移动，可以重复检查2～3次。婴儿出现短暂寻找或追随注视红球的表现为正常。

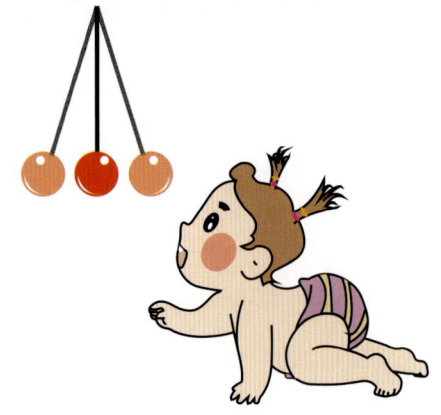

024 患者问：龙木近视防控镜是什么眼镜？

龙木近视防控镜是河南龙木视光学研究院在调节学说、近视眼代偿学说、离焦学说、波前像差理论、眼睛的三联运动等理论的基础上，采用低度球镜调节附加、棱镜、高阶像差消除技术、镜眼技术、视网膜聚焦技术、处方优化技术研发的近视防控眼镜，以在近视前防止近视产生，近视后防止近视度数增加为目的光学防控眼镜，与其他近视防控方法对比具有以下特点：①镜片外观与常规框架眼镜无差别；②瞳孔范围内，远用矫正度数和近视离焦度数面积一致，不因镜片位置改变而发生变化。③与角膜塑形镜相比，一天从早到晚周边离焦效果稳定，配戴简便安全。④每幅眼镜均根据配戴者眼镜球镜、柱镜、轴位、下加光、波前像差、瞳距、正相对调节、负相对调节、调节性集合与调节比值等参数进行处方设计和整体优化，更加符合视觉生理学和光学防控原则。

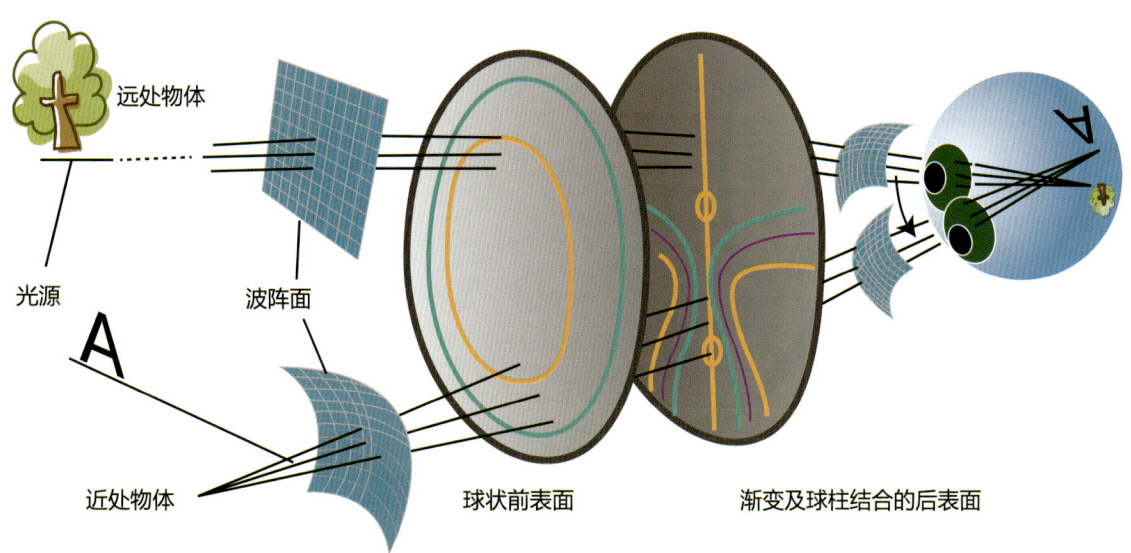

025 患者问：近视防控的六维度评估及防控模式是什么？

为了实现近视防控精准个性化，服务模式规范化，学生主动参与智能化，形成医（生）、防（控）、教（育）、家（庭）、学（生）共同参与的一体化管理，徐捷、徐亮教授提出了易感度、屈光度、用眼度、裂变度、病理度、干预度等近视防控的六维度量化监测评估的新模式。

主要内容是：

（1）易感度：主要从遗传史角度评价学生父母是否近视，学生的眼底视盘及血管形态与父母的相似度进行加权；视盘大近视易感性强。

（2）屈光度：按等效球镜度记录，重要的是记录近视发展速率。

（3）用眼度：过近、过久用眼情况及每天户外活动量，可采用智能穿戴产品监测记录。

（4）裂变度：指视盘周围萎缩弧的变化程度。

（5）病理度：近视性黄斑病变。

（6）干预度：其强弱程度参考国际近视干预临床试验的荟萃分析分级，目前干预度最强的是低浓度阿托品，其次为角膜塑形镜、多焦点接触镜、多区正性离焦镜、棱镜双光镜、周边离焦镜、渐进多焦镜、普通眼镜。

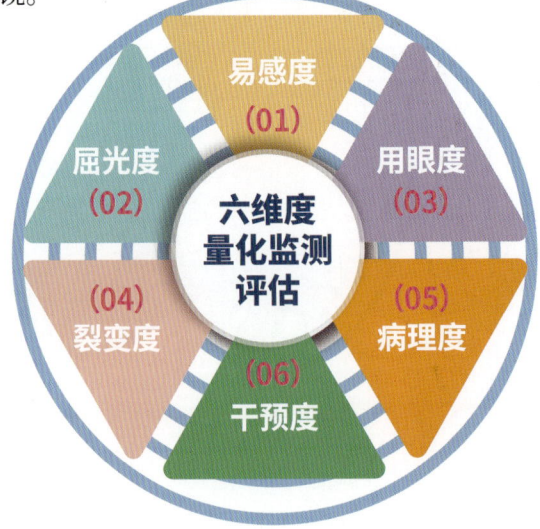

026 患者问：低浓度阿托品的近视控制效果怎么样？

迄今为止，纵观国际近视干预临床试验研究结果，在所有的近视干预措施中阿托品效果最强。与未使用药物相比，0.01%阿托品滴眼液使6～12岁儿童青少年近视增长平均减缓60%～80%，近视涨幅约0.53D/年，眼轴减缓量为0.15 mm/年，近视控制效力中至强。推荐使用浓度为0.01%，每晚睡前滴双眼1次。使用前应去正规眼科测量眼压和眼底。

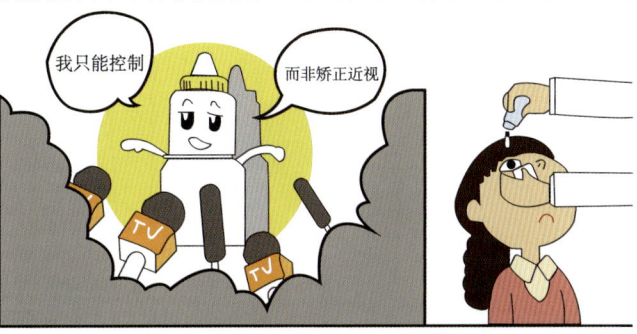

027 患者问：低浓度阿托品有不良反应吗？

低浓度阿托品也有不良反应。低浓度阿托品的主要不良反应为畏光、视近模糊和过敏性结膜炎，且浓度越高不良反应越大、持续时间越长。对于畏光的患者可以考虑使用变色镜片。0.01%低浓度阿托品5年的临床观察（ATOM），基本没发现毒副作用，但更长时间的研究结果还没有。有临床报道补充，口服叶黄素对低浓度阿托品引起的不良反应有抑制作用。

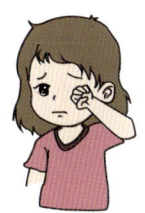 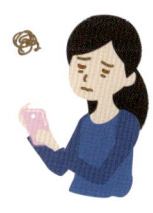 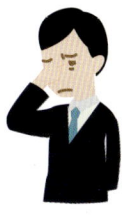

过敏性结膜炎　　视近模糊　　畏光

近视防控100问

028 患者问：蓝光是什么？

蓝光，一般（不同的文献对波长范围的定义不同）指波长在380~760 nm中呈现蓝色成分的光，其波长在400~500 nm之间。其中波长在400~455 nm之间的短波蓝光具有较高的能量，可直达眼底造成黄斑损伤；而480~500 nm之间的蓝光则有调整生物节律的作用，睡眠、情绪、记忆力等都与之相关，是对人体较有益的蓝光。可见并不是所有的蓝光对我们的健康都有危害，我们日常生活中的蓝光来源主要是阳光，以及电子屏幕、电脑荧幕、手机荧幕、数码产品等，叶黄素可以选择性过滤有害蓝光。

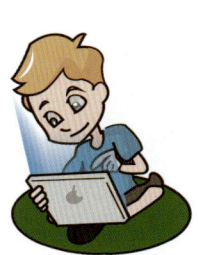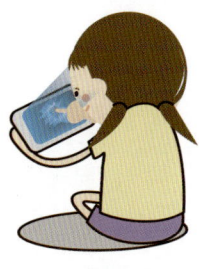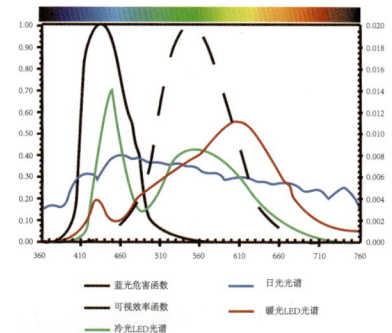

029 患者问：儿童验光为什么要使用睫状肌麻痹剂散瞳？

这是由于儿童的调节力比较强，为了精确检查出儿童的实际屈光度数，验光前必须散瞳，即使用睫状肌麻痹剂消除调节影响，在睫状肌充分麻痹状态下进行验光检查。我国2019年1月发布的《中国儿童睫状肌麻痹验光及安全用药专家共识（2019年）》中明确指出，所有儿童初次验光均应在睫状肌麻痹下进行。

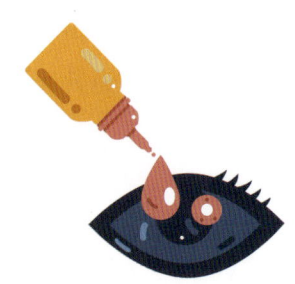

030 患者问：近视未必就是近视眼，是真的吗？

是的。近视是看远模糊看近清晰的一种视觉症状，而近视眼则是基于屈光状态的一种屈光学诊断。近视眼一定有近视的视觉症状，而有近视症状的人不一定是近视眼。这就如同血压高不一定是高血压病，而高血压病则一定有血压高的症状。我们平常谈的假性近视，就是具有近视的视力症状，屈光状态却不是近视眼。

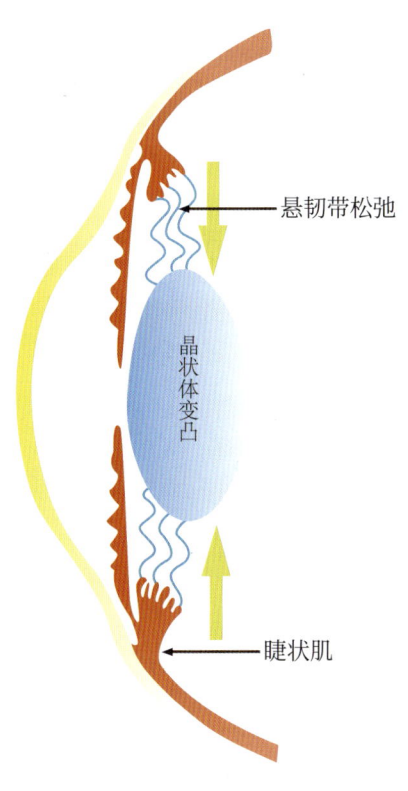
睫状肌收缩
悬韧带放松
晶状体变凸

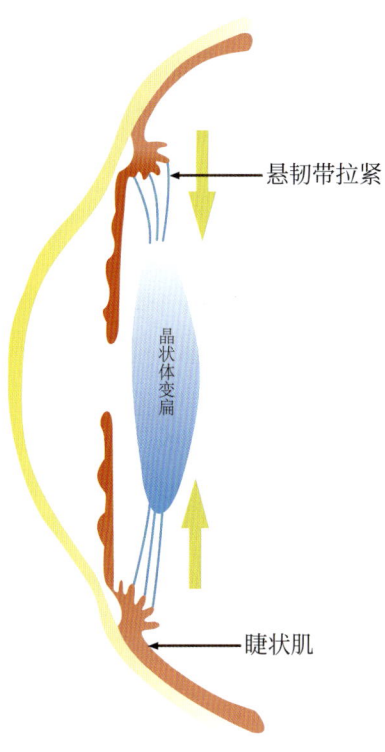
睫状肌放松
悬韧带紧张
晶状体变平

近视防控100问

医者说 031 患者问：有氧户外运动真的能防控近视吗？

研究表明多巴胺具有抑制眼轴增长的作用，阳光不仅可以刺激促进视网膜释放多巴胺，而且阳光下瞳孔缩小，景深增加，眼底成像清晰。适当的有氧运动不但有利于增强体魄，也能增加脉络膜血液循环速度，营养视网膜。每日户外活动2h，可以降低50%的近视风险。

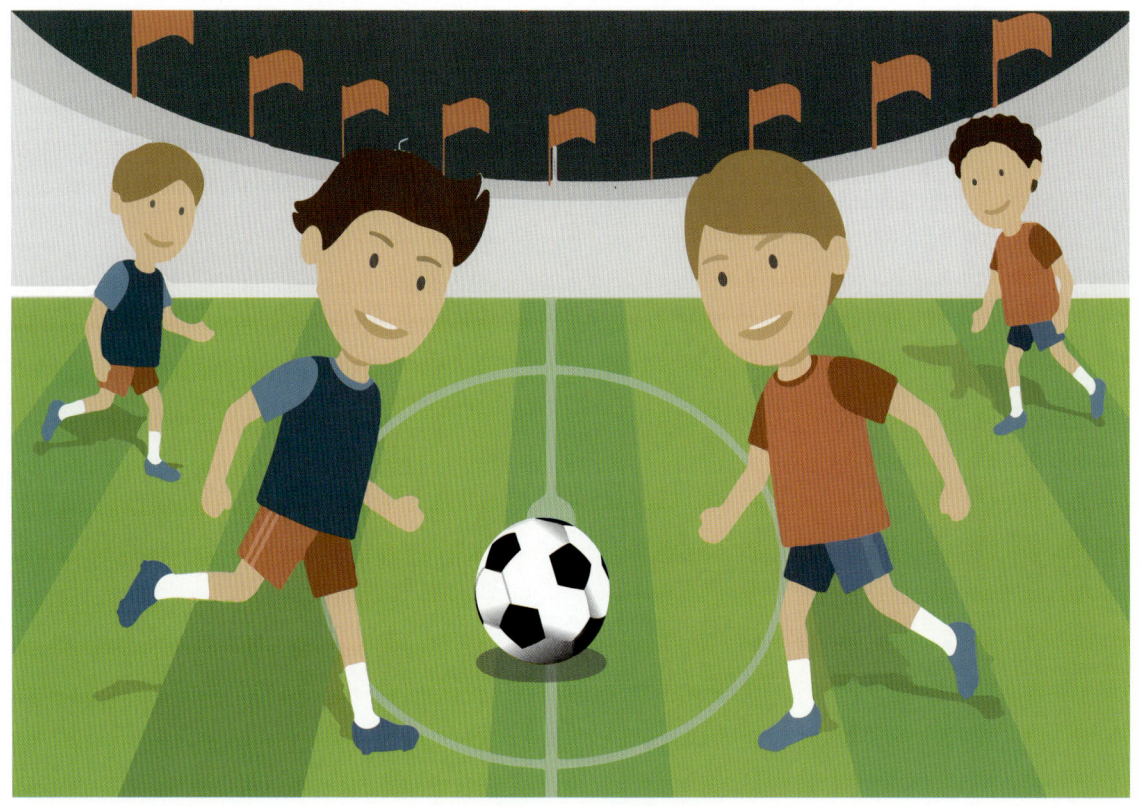

多运动　明视野
好眼睛　好未来
眼之光　心之窗

032 患者问：防控近视为什么要从幼儿开始？

医者说

因为近视的形成和发展都是伴随着生长发育而产生，北京同仁医院院长王宁利指出，我国近视眼的发生有3个特点：小、高、深。"小"就是发病年龄越来越小，五六岁的幼儿中就有近视眼了；"高"就是患病率居高不下，在一些领域患病率已经到天花板了；"深"就是度数深的人数在增加，呈现出"发病年龄提前、患病率急剧上升、近视程度高"的特征，但近视防控没有"神医"、没有"神器"，必须采取国家战略，全社会行动。

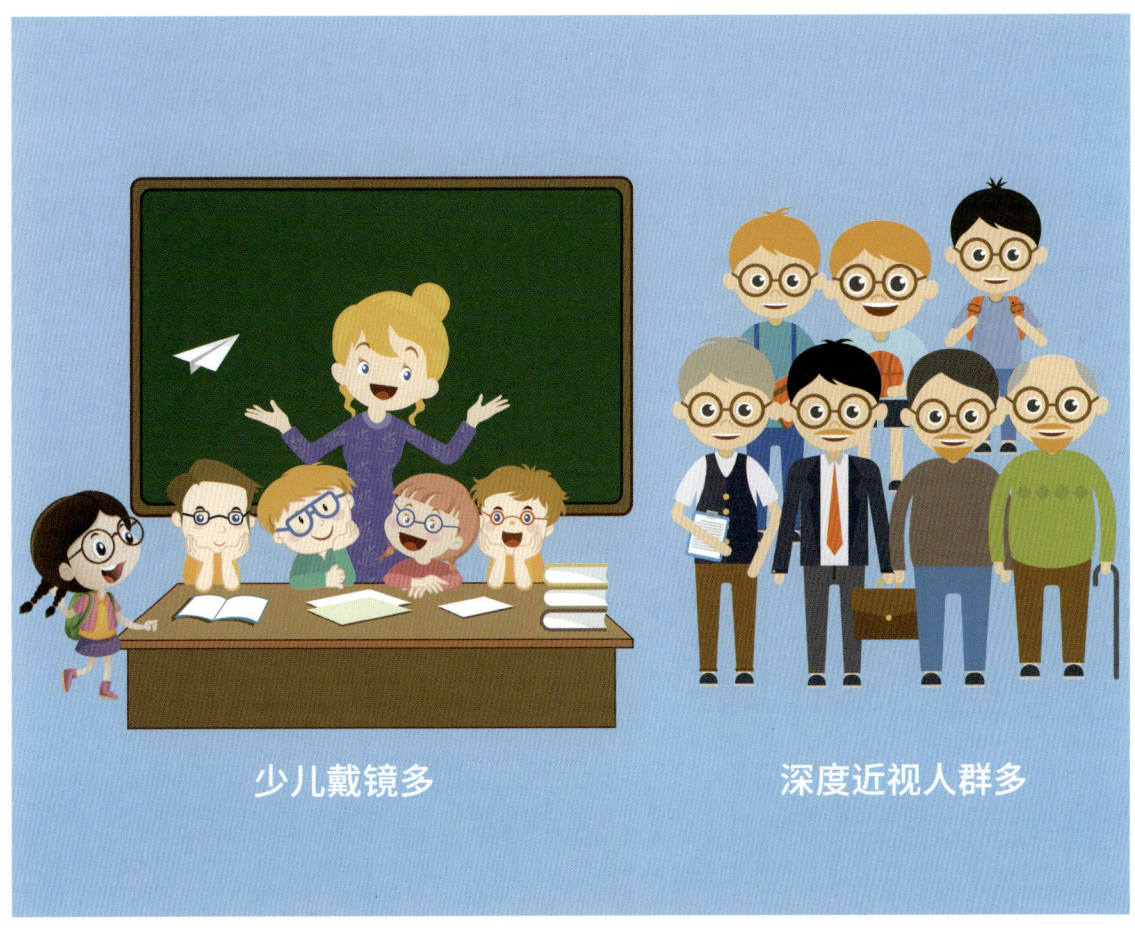

少儿戴镜多　　　　　　　深度近视人群多

近视防控100问

医者说 033 患者问：角膜塑形镜使用的禁忌证是什么？

根据国家药品监督管理局《角膜塑形用硬性透气接触镜说明书编写指导原则（2020年修订版）》规定以下任一情形均不得配戴：8岁以下儿童；不规则角膜散光；斜视；细菌性、真菌性、病毒性等活动性角膜感染，或其他眼前节急性、慢性炎症；角膜上皮明显荧光染色；干眼症；正在使用可能会导致干眼或影响视力及角膜曲率等的药物；角膜内皮细胞密度少于2000个/mm²；有角膜异常；曾经接受过角膜手术，或有角膜外伤史；角膜知觉减退；其他眼部疾病，如泪囊炎、眼睑疾病及眼睑异常、眼压异常以及青光眼等；患有全身性疾病造成免疫低下，或对角膜塑形有影响者（如急、慢性鼻窦炎，糖尿病，唐氏综合征，类风湿关节炎，精神病患者等）；有接触镜或接触镜护理液过敏史；孕期、哺乳期或近期计划怀孕等情况。据悉，角膜塑形用硬性透气接触镜说明书承载了产品预期用途、配戴步骤、警示、注意事项等重要信息，是指导配戴者正确操作、眼科专业人员准确理解和合理应用的重要技术性文件。塑形镜说明书须无条件地提供给每一位配戴者。

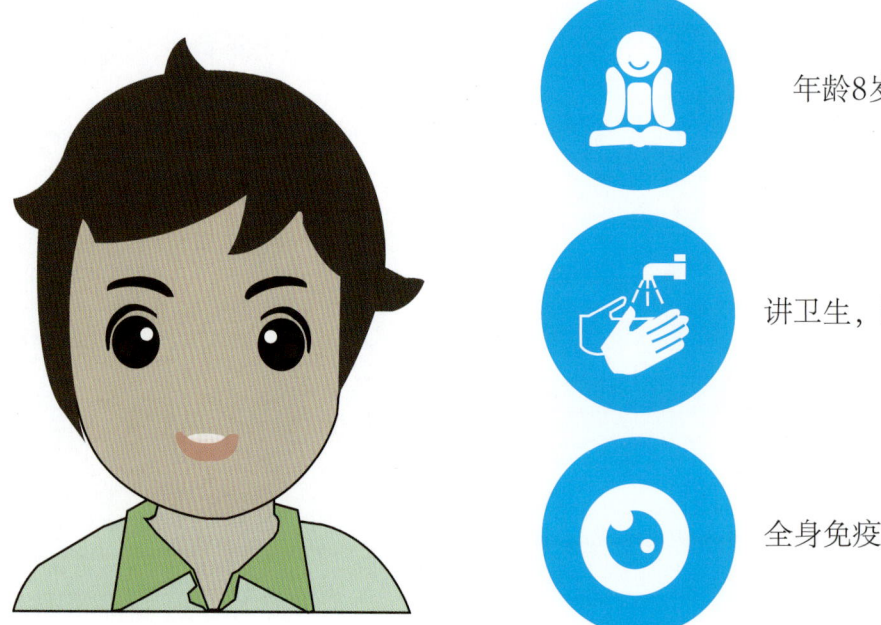

年龄8岁以上

讲卫生，遵医嘱

全身免疫力正常

034 患者问：握笔姿势不良会使近视发展很快吗？

正确握笔方式是保证端正坐姿的前提，错误的握笔方式不仅不利于孩子书法水平的提高，而且能直接影响孩子的坐姿。不端正的坐姿势必会对视力和形体的发育造成损害。我们平时教导握笔高度一寸，其实并不够科学。因为儿童年龄不同，指撑大小不同。我们建议的握笔姿势是（王氏握笔法）：老大老二握成圆，指尖相对不相连。中指抵在笔杆后，老四老五往里弯。握笔高度要科学，手大手小不一样，具体高度谁来定，只看食指后两节。拳心要空腕用力，此时落笔把字写！如果坐姿还欠佳，左臂伸直放眼前。好的握笔姿势就是更好的坐姿矫正器。

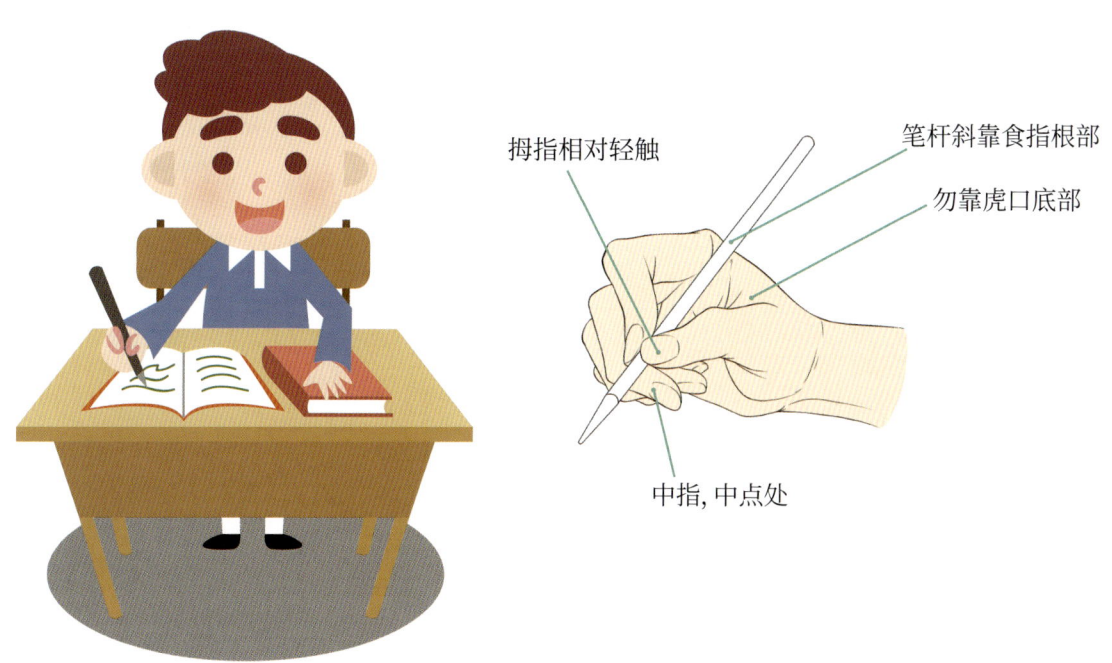

握笔姿势详解图

近视防控100问

医者说 035 患者问：视力正常就一定是正视眼吗？

视力是对眼睛视觉分辨能力的一种评价指标，而正视眼则是对眼睛正常屈光状态的一种定义。由于人眼调节力的存在，尤其是年幼儿童调节力极强，大多有轻度远视但视力是正常的。

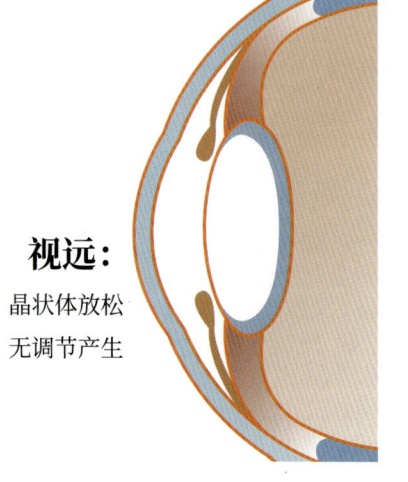
视远：
晶状体放松
无调节产生

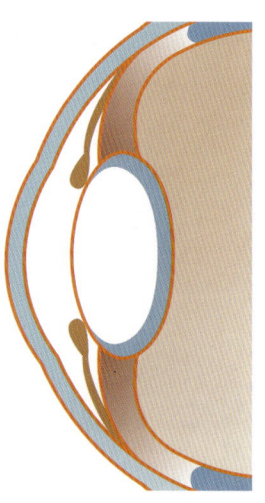
视近：
睫状肌收缩
晶状体变凸
会聚力增加

人眼调节力的存在

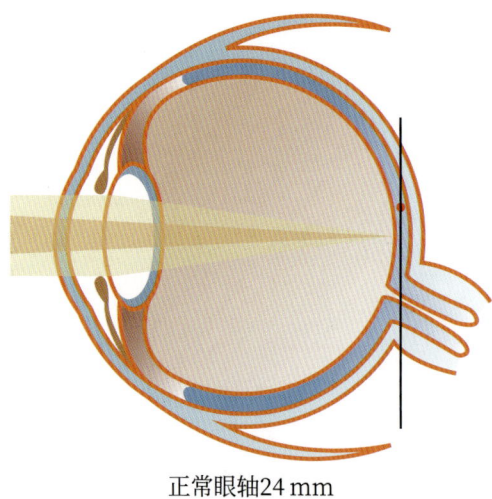
正常眼轴24 mm

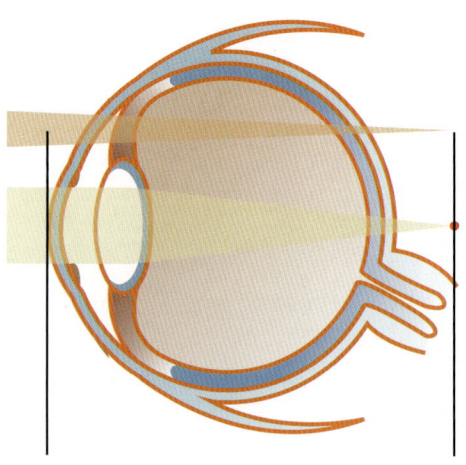
远视眼轴<24 mm

生理性远视

近视防控100问

036 患者问：孩子戴了近视防控镜后，以后还有必要做其他防控措施吗？

医者说

首先，家长有近视防控这个概念是值得称赞的。一些具有近视防控作用的功能性眼镜仅仅是从光学方面帮助孩子获得了良好的矫正视力，轻松地看清楚原来看不清楚的事物，同时通过周边近视离焦设计或附加调节集合补偿棱透镜，在一定程度上抑制眼轴增长或缓冲近距用眼负荷强度。但由于近视成因是复杂多样的，除遗传因素外还与体质发育、户外时长、用眼习惯、睡眠及生活习惯、视觉功能状态等诸多后天因素有关。所以说再好的眼镜也不是万能的，如果用眼不卫生或过度长时间用眼，长期下去孩子近视度数还是会继续增加，所以说近视防控需要综合立体全方位的措施，例如视觉训练、日常家庭眼贴、叶黄素的补充等，不管孩子戴什么样的眼镜，都不能忽视其他方面的近视防控。

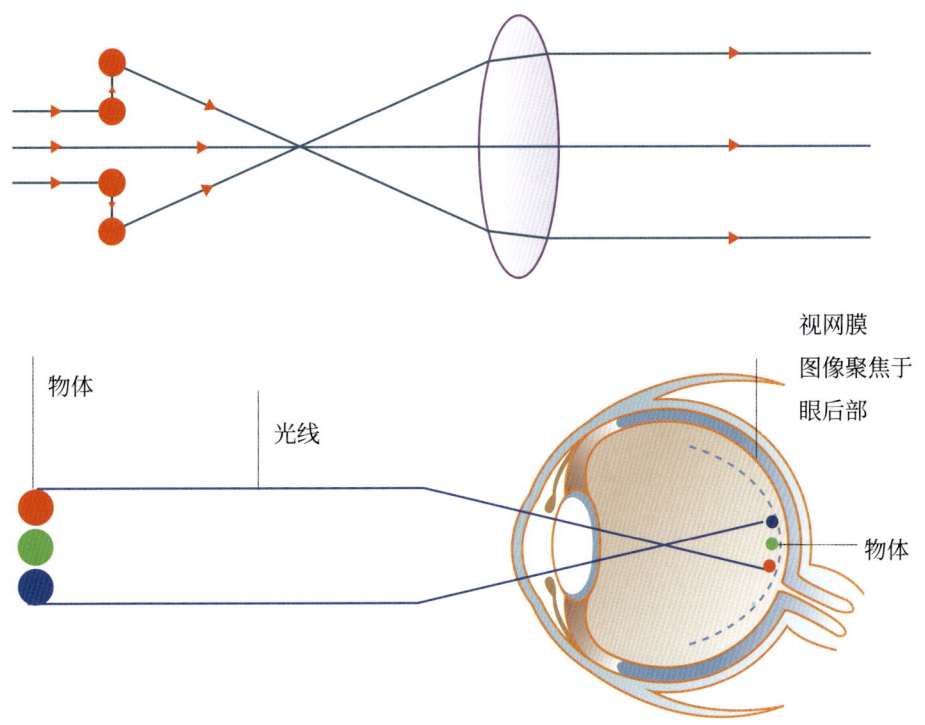

037 患者问：儿童需要戴防蓝光眼镜吗？

一般防蓝光镜片的透光率要比常规镜片低3%~5%，在暗环境中会减少对比敏感度2.4%~9.6%，这无论是对儿童近视防控还是视觉发育来说都是不利的。电子视频终端发出的蓝光强度是非常弱的（比自然光弱几百倍），只要不是每天长时间（8 h以上）盯着手机/电脑看（儿童一般不会如此长时间地使用电脑/手机），合理使用电子视频终端是不必戴防蓝光眼镜的。

自然阳光下的蓝光照射强度是电子视频终端的几百倍，所以推荐在户外戴过滤蓝光、紫外光及其他有害光线的眼镜是保护眼睛免受高能短波长蓝光伤害的重要手段。由于不是所有的蓝光都有危害，所以配戴全防蓝光的眼镜并不合适。一副好的防蓝光眼镜，应是能阻挡415~455 nm波长的紫外光（有害蓝光），但可以透过可调节睡眠-清醒周期的长波长蓝光（有益蓝光）。

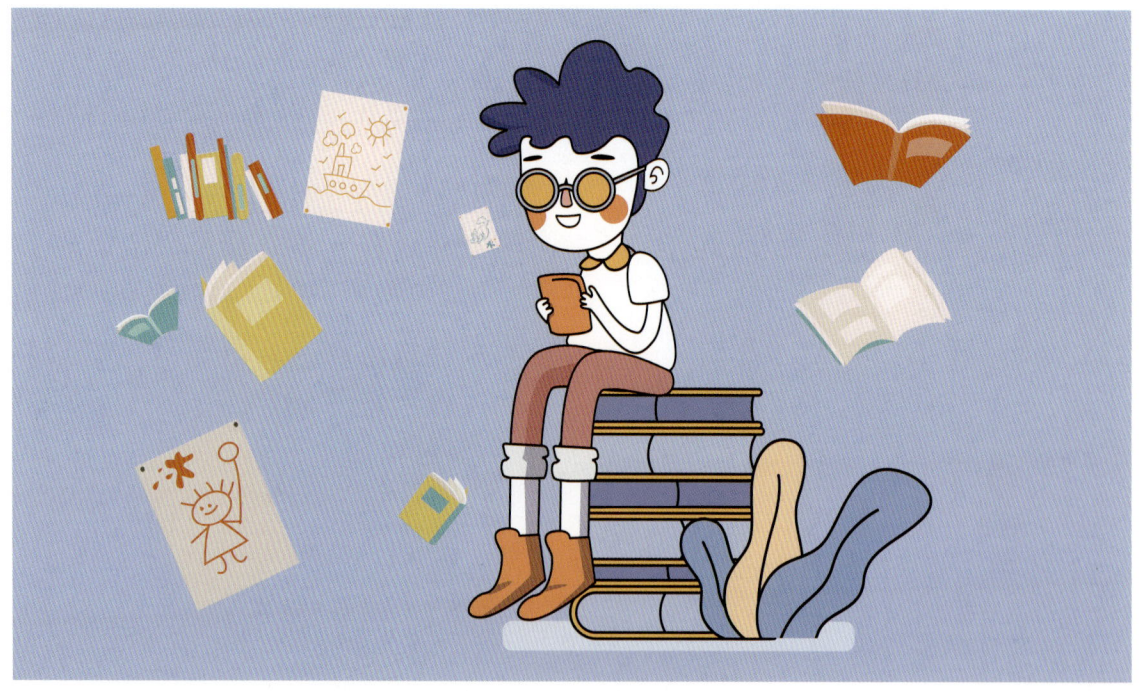

038 患者问：周边离焦眼镜能控制近视发展吗？

医者说

周边离焦设计的框架眼镜有一定控制近视的效果。研究表明，亚洲儿童青少年配戴周边离焦设计框架眼镜后，眼轴延缓量平均为0.05 mm/年，近视程度延缓量平均为0.17D/年，近视控制效力弱。周边离焦眼镜的镜片外观与常规单焦框架眼镜无差别，患者配戴时依从性较好，适用于近视增长较快或高危近视眼的儿童青少年。

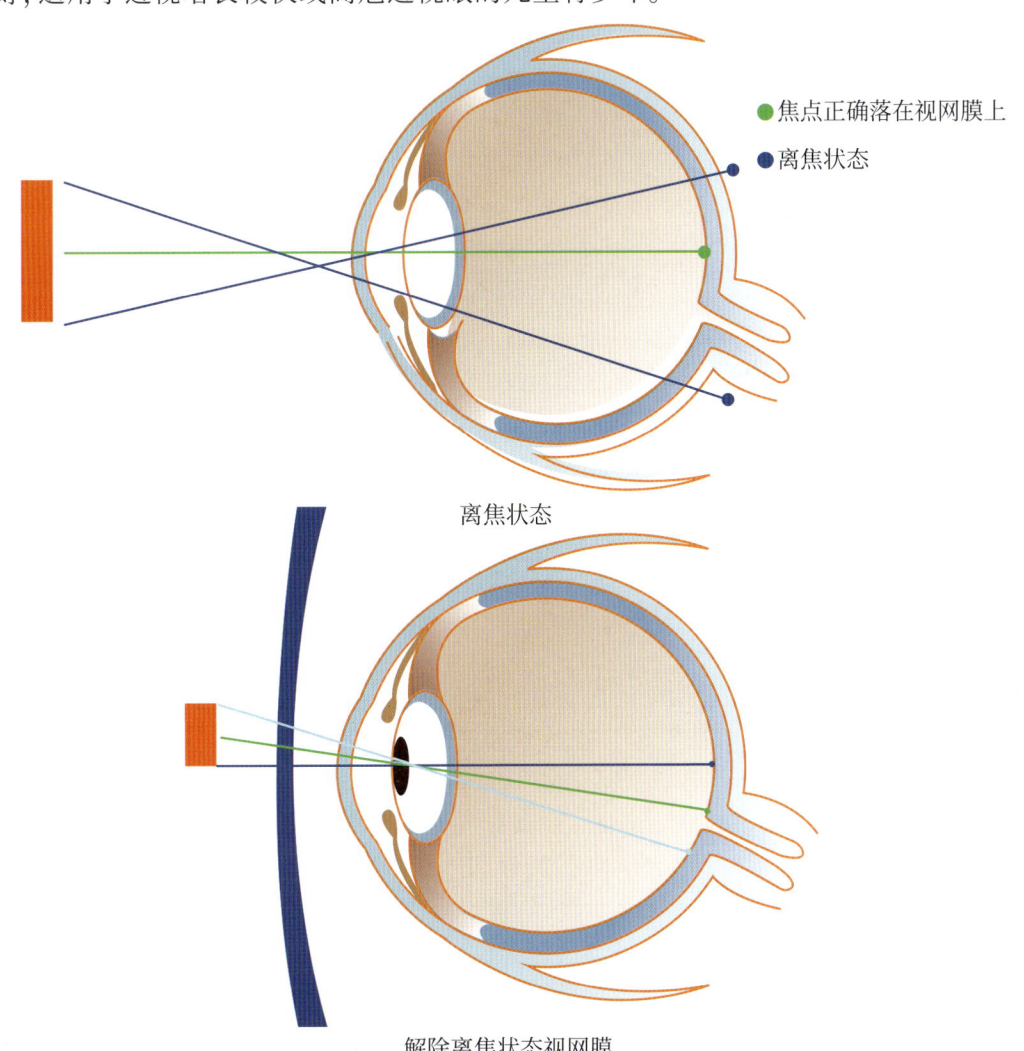

离焦状态

解除离焦状态视网膜

039 患者问：双光棱镜也能控制孩子近视吗？

能。双光棱镜镜片由上下两个光区组成，上光区是单纯看远的近视矫正光区，下光区是附加BI棱镜和正透镜的复合光区。与渐进多焦眼镜相比，双光棱镜不干扰患者的调节与双眼视功能平衡。研究表明，亚洲儿童青少年配戴双光棱镜后，眼轴延缓量平均为0.09 mm/年，近视程度延缓量平均为0.34D/年，近视控制效力为中上等。

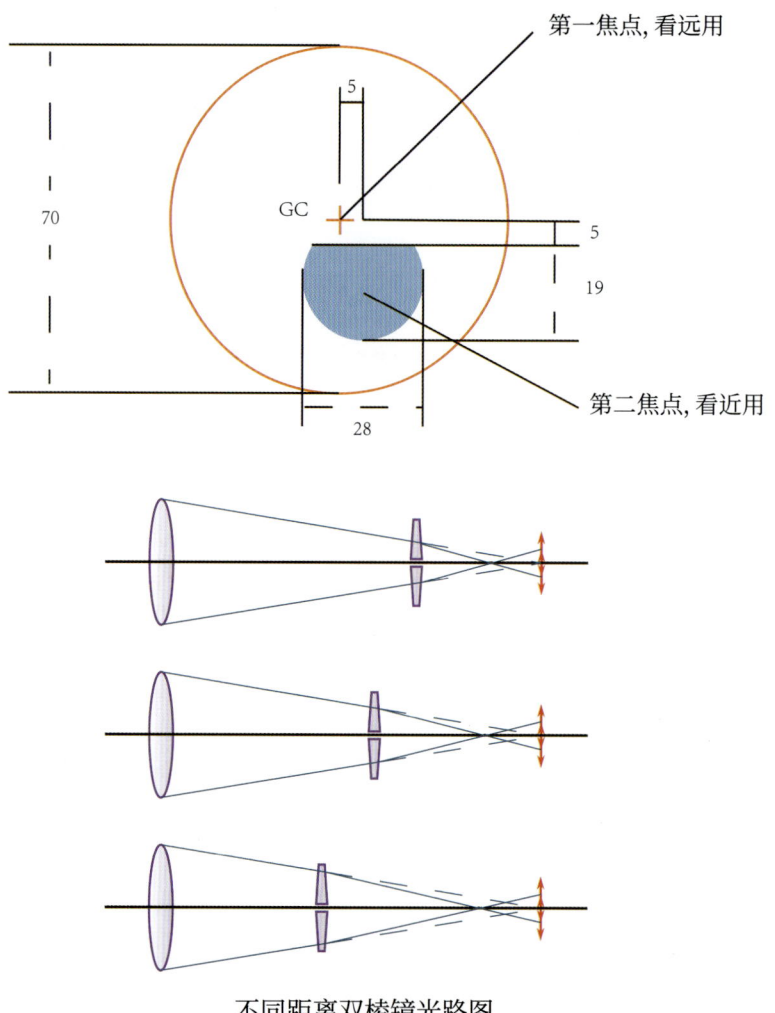

不同距离双棱镜光路图

040 患者问：近视防控为什么一定要做眼光学生物测量？

大多数近视是由于眼睛的过度发育，即眼轴过快增长。眼光学生物测量可以精确测量眼轴长度、角膜厚度、前房深度、晶状体厚度、玻璃体腔长度，以及角膜曲率等生物参数，对儿童眼球发育状态进行客观的动态监测，分析儿童屈光状态与屈光成分的相关关系，有针对性地采取综合的干预手段，以期达到防控近视的目的。此外，眼光学生物测量具有非接触性、儿童容易接受的特点。

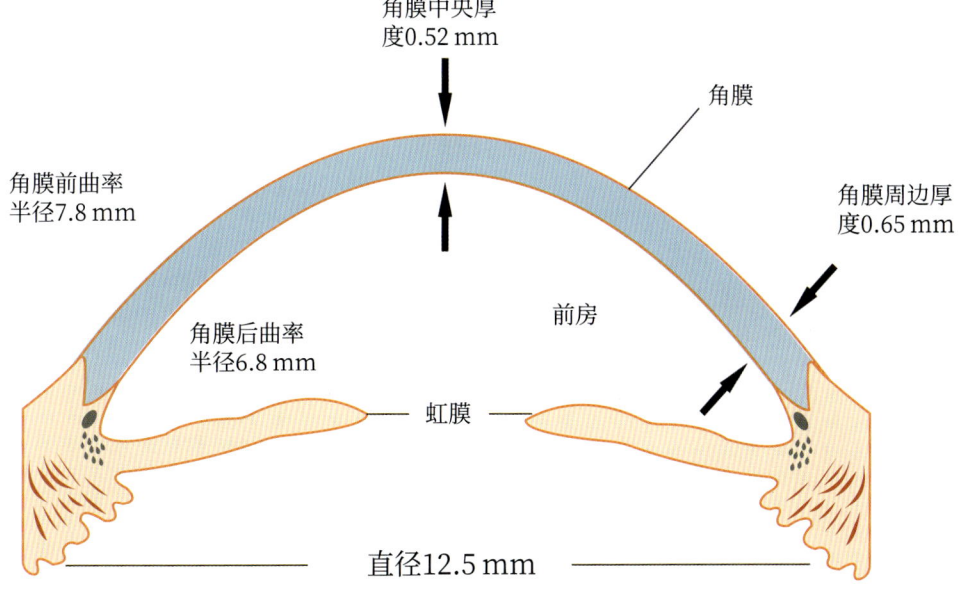

眼光学生物测量

名称	眼轴长度	角膜厚度	前房深度	晶状体厚度	玻璃体腔长度	角膜曲率半径
正常值/mm	24	0.5~0.6	2.5~3	4	16.5	6.8~7.8

041 患者问：我们人眼一出生就是正视眼吗？

不是的。正常情况下，我们人眼在出生时处于一种生理性远视状态（即眼球的屈光力相对较低），随着生长发育眼球的屈光力不断增强，表现的远视度数逐渐消减，至青春发育期结束眼的生理性远视状态几乎完全消减而达到正视状态。

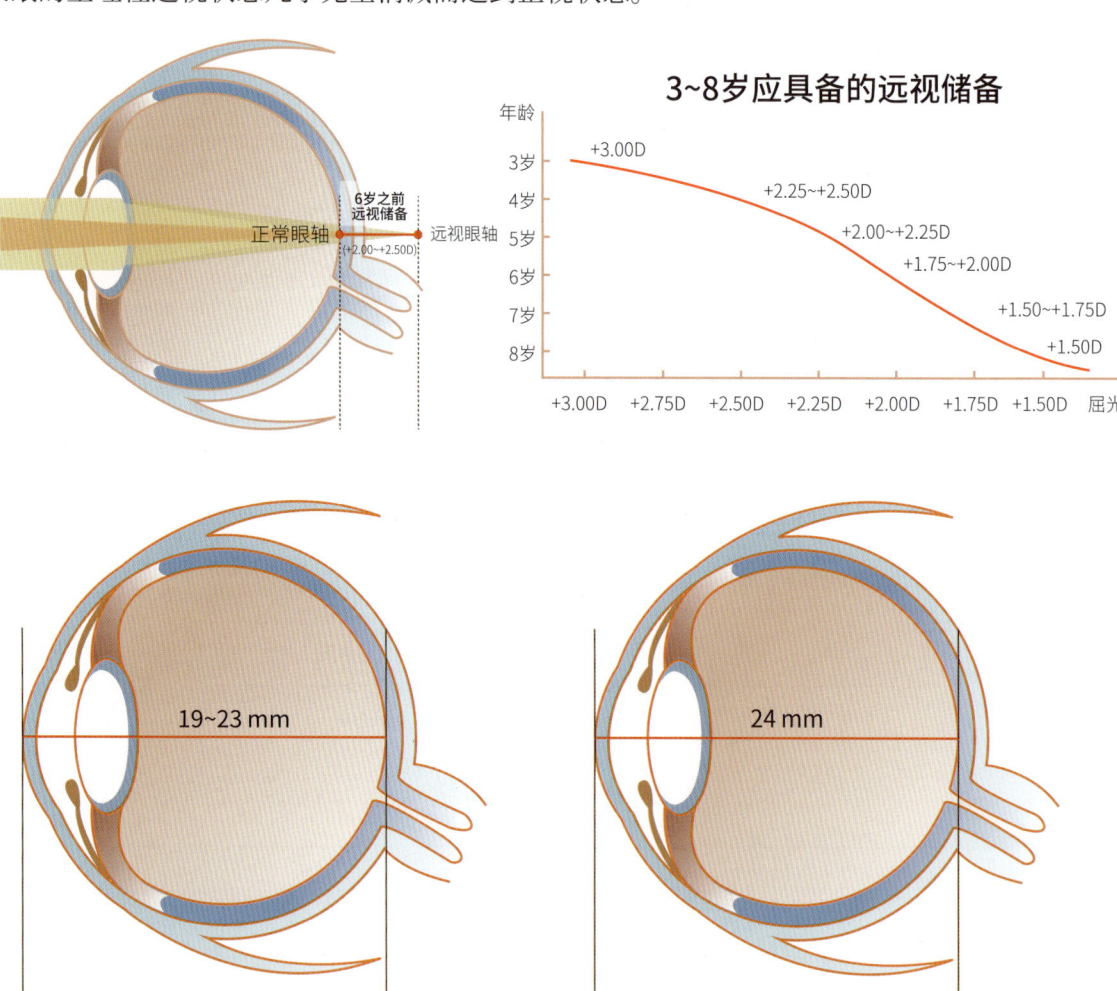

6~18周岁正常眼轴长度　　　　成人正常眼轴长度

042 患者问：渐进多焦点眼镜能控制孩子近视进展吗？

医者说

近视儿童配戴合适的渐进多焦点眼镜有助于减缓近视进展。研究表明，亚洲儿童青少年配戴渐进多焦框架镜后，眼轴延缓量平均0.05 mm/年，屈光度数延缓量平均为0.12D/年，近视控制效力很弱。渐进多焦点眼镜的镜片外观与常规单焦框架眼镜无差别，患者配戴时依从性较好，适用于近视增长较快无明显外隐斜的儿童青少年。

多焦点镜片

多焦点镜片折射周边的光线，使其照射到视网膜前方，而不是视网膜后方，从而减缓儿童的眼轴增长，控制近视的发展。

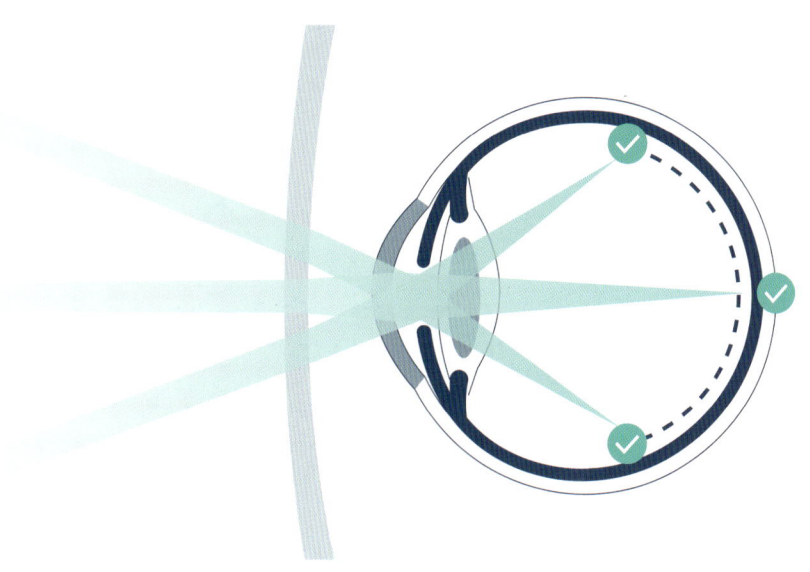

近视防控100问

医者说 043 患者问：有能控制近视增长的眼镜吗？

有，但由于近视成因复杂，目前尚无一种绝对有效的近视控制方法。目前用于控制近视进展的功能性眼镜都是在某一个或某些方面一定程度上的防控，不同的设计防控近视的作用强度也有所不同。用于控制近视的眼镜设计有低度凸透镜附加三棱镜、周边离焦设计、渐进多焦点设计、棱镜双焦设计和多点离焦设计等。

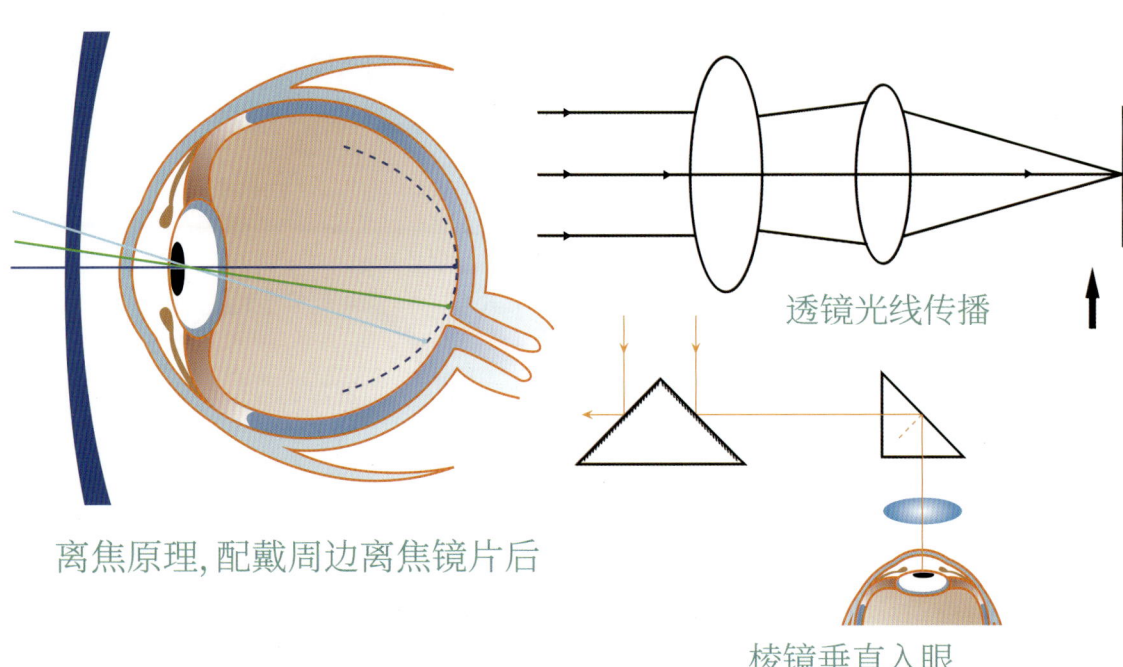

离焦原理，配戴周边离焦镜片后

透镜光线传播

棱镜垂直入眼

044 患者问：人眼是如何防止蓝光危害的？

人眼在长期进化过程中逐渐建立形成了一定的自我光保护机制可以抵御蓝光对视网膜的损害，包括瞳孔收缩、眯眼、黄斑的叶黄素、视网膜的抗氧化剂和酶修复机制。正常眼底黄斑区有大量叶黄素聚集，叶黄素不仅能够清除自由基，还能过滤蓝光，避免蓝光对眼睛的损害。叶黄素在人体不能合成，需从外界摄取，所以充足的叶黄素摄入对于眼健康防护来说至关重要。

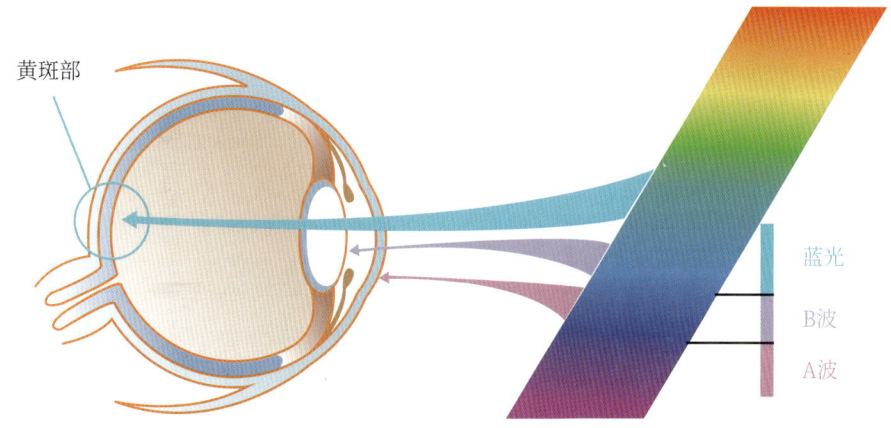

045 患者问：常戴近视眼镜会使眼睛变形吗？

在很多人的印象中，常戴眼镜的人一摘掉眼镜好像眼睛显得无神、呆板，眼睛有变形的感觉。实际上，这是常戴眼镜的人突然摘掉眼镜后的视觉不适应状态，再加上常戴眼镜者镜下眼部肤色较浅，给人有一种异样的眼部外貌。想让这种情况消失，坚持不戴眼镜数日即可。

此外，高度近视特别是超高度近视患者，往往眼球显得比较突出。实际上这种眼球变形与戴框架无关，而是由于轴性近视导致眼轴拉长所致。

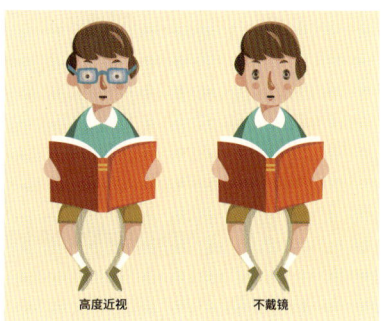

近视防控100问

医者说 046 患者问：什么是医源性近视？

医源性近视就是因配戴不合适的眼镜或实施不正确的视觉保健措施而造成近视发展加速的现象。

要做到避免医源性近视，首先要对儿童近视的形成机制有一个正确认知，以循证医学研究为依据，进行科学的护眼保健。其次，规范验光、科学处方、精准配镜，并科学配戴眼镜。为了减少医源性近视的发生，希望家长一定要到正规的眼科或专业的眼视光机构进行验光配镜，接受专业医师或视光师的护眼保健指导。

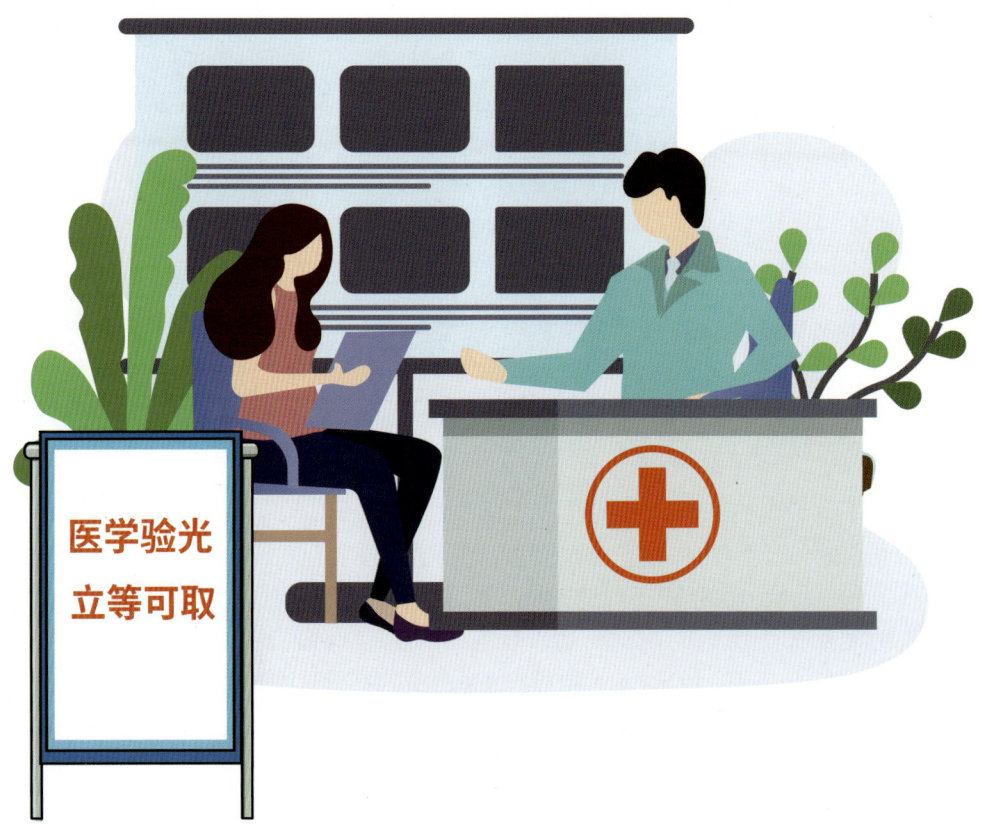

047 患者问：孩子现在还小，等长大了再戴角膜塑形镜吧？

角膜塑形镜对于青少年近视的控制具有很好的效果，而6~12岁是孩子近视最容易加深的阶段，及时防控可以有效避免发展成高度近视。但是角膜塑形镜作为三类医疗器械对配戴条件具有很高的要求，所以对于年满8岁的近视孩子来说只要能够通过安全评估，角膜塑形镜的配戴时间是越早越好。

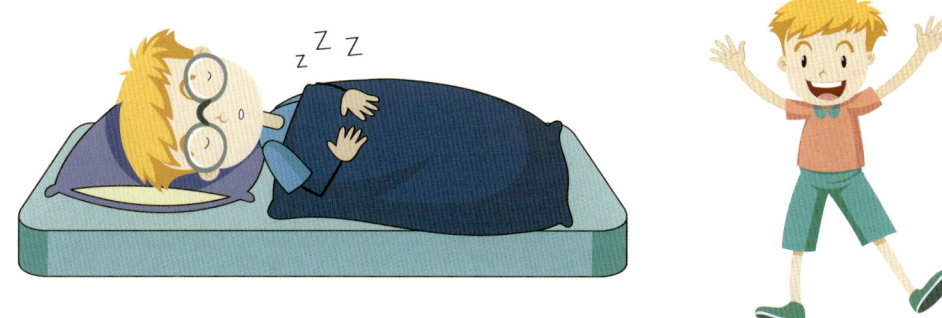

048 患者问：开启健康视觉的五大方针是什么？

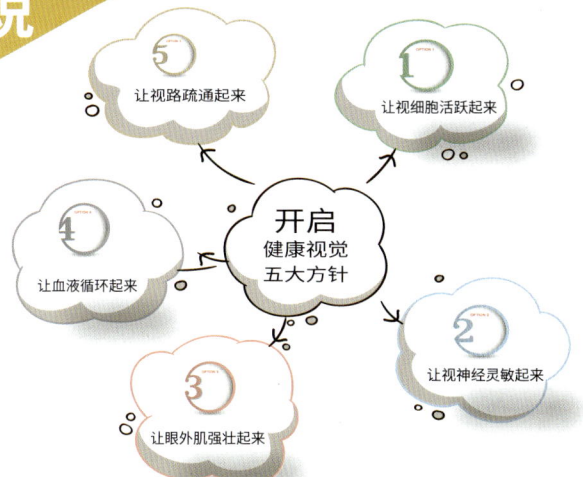

开启健康视觉的五大方针是：

让视细胞活跃起来

让视神经灵敏起来

让眼外肌强壮起来

让血液循环起来

让视路疏通起来

近视防控100问

医者说 049 患者问：隐形眼镜能不能给孩子戴？

在青少年近视防控当中，很多家长有这样的误区：认为隐形眼镜会对角膜有所伤害不能给孩子戴。其实，这是个错误。

就目前来说，包括角膜塑形镜、渐进多焦点软镜等一些特殊设计的隐形眼镜是控制青少年近视快速加深的一个非常有效的手段，在正常情况下，是可以给孩子配戴的。但由于隐形眼镜是戴在眼内，对眼表健康条件有一定要求，所以并不是每个近视孩子都合适配戴隐形眼镜。

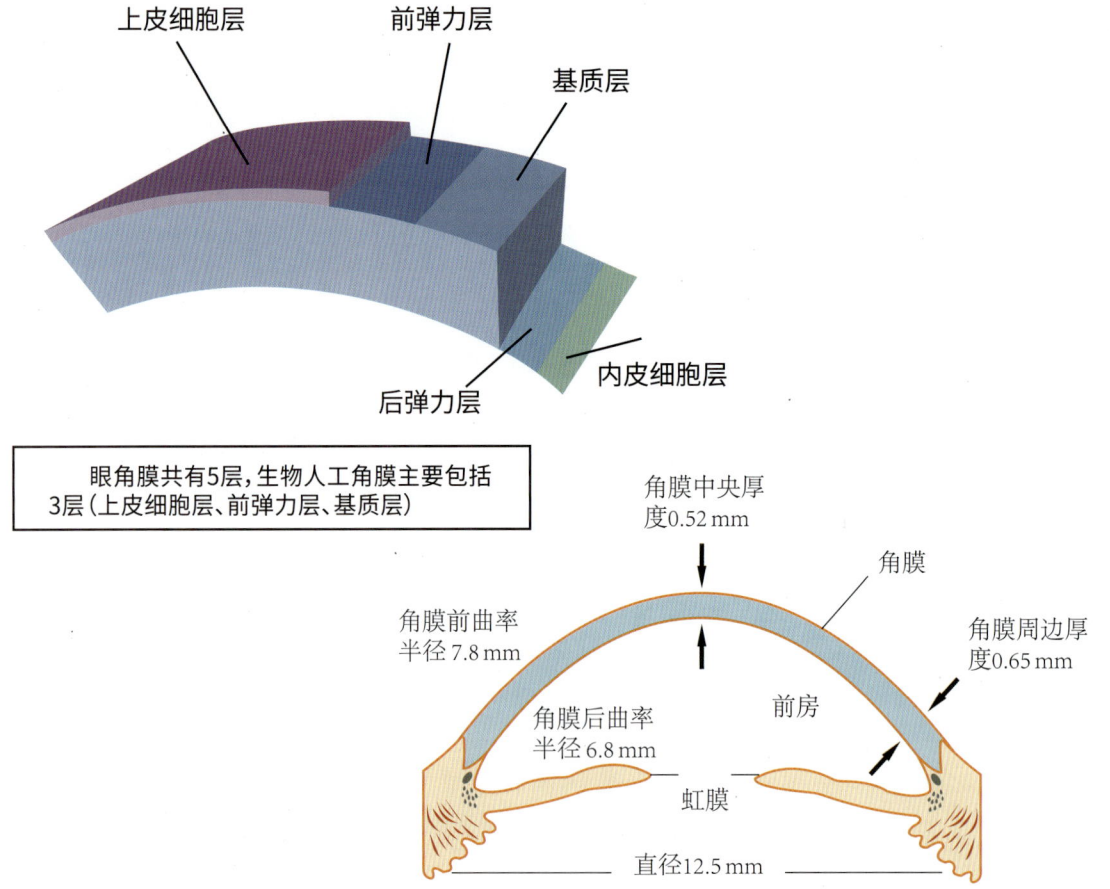

眼角膜共有5层，生物人工角膜主要包括3层（上皮细胞层、前弹力层、基质层）

医者说 050 患者问：儿童青少年近视控制的综合措施是什么？

儿童青少年近视成因复杂多样，必须树立多方位的近视管控理念、综合施策。儿童青少年近视的综合措施主要包括以下几个方面：①改善不良视觉行为，养成良好的用眼卫生习惯和生活习惯，适度减轻视近用眼负荷；②改善、增进视觉功能，避免眼疲劳、降低近视易感性；③注重视觉细胞的营养防护、抑制眼球结缔组织退化及眼轴增长；④积极干预控制近视的再发展。

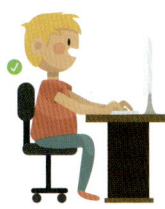 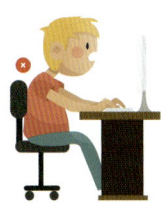 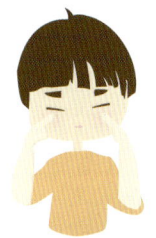 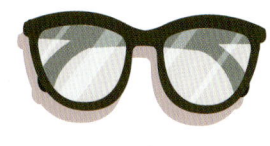

医者说 051 患者问：什么是良好的用眼卫生习惯？

良好的用眼卫生习惯主要指：读写作业时正确握笔、端正坐姿，不过近过久持续近距离用眼，不在照明不良的环境中读写作业，少看电子类终端显示产品。

> 正确握笔、端正坐姿
> 照明良好的环境中读写作业
> 少看电子类终端显示产品

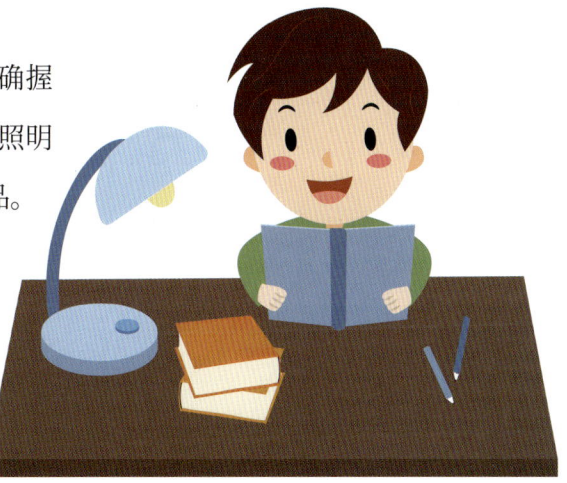

近视防控100问

医者说 052 患者问：针对近视不断加深的孩子，如何降低其近视易感性？

如同健身强体能增强抗病能力一样，我们的眼睛也需要健眼增视，来增强眼睛抵御近视加深的能力，降低近视易感性。常用的一些健眼增视方法有，尽可能多地白天户外活动，科学合理的视觉功能训练、眼部中医保健按摩，坚持做眼保健操等。

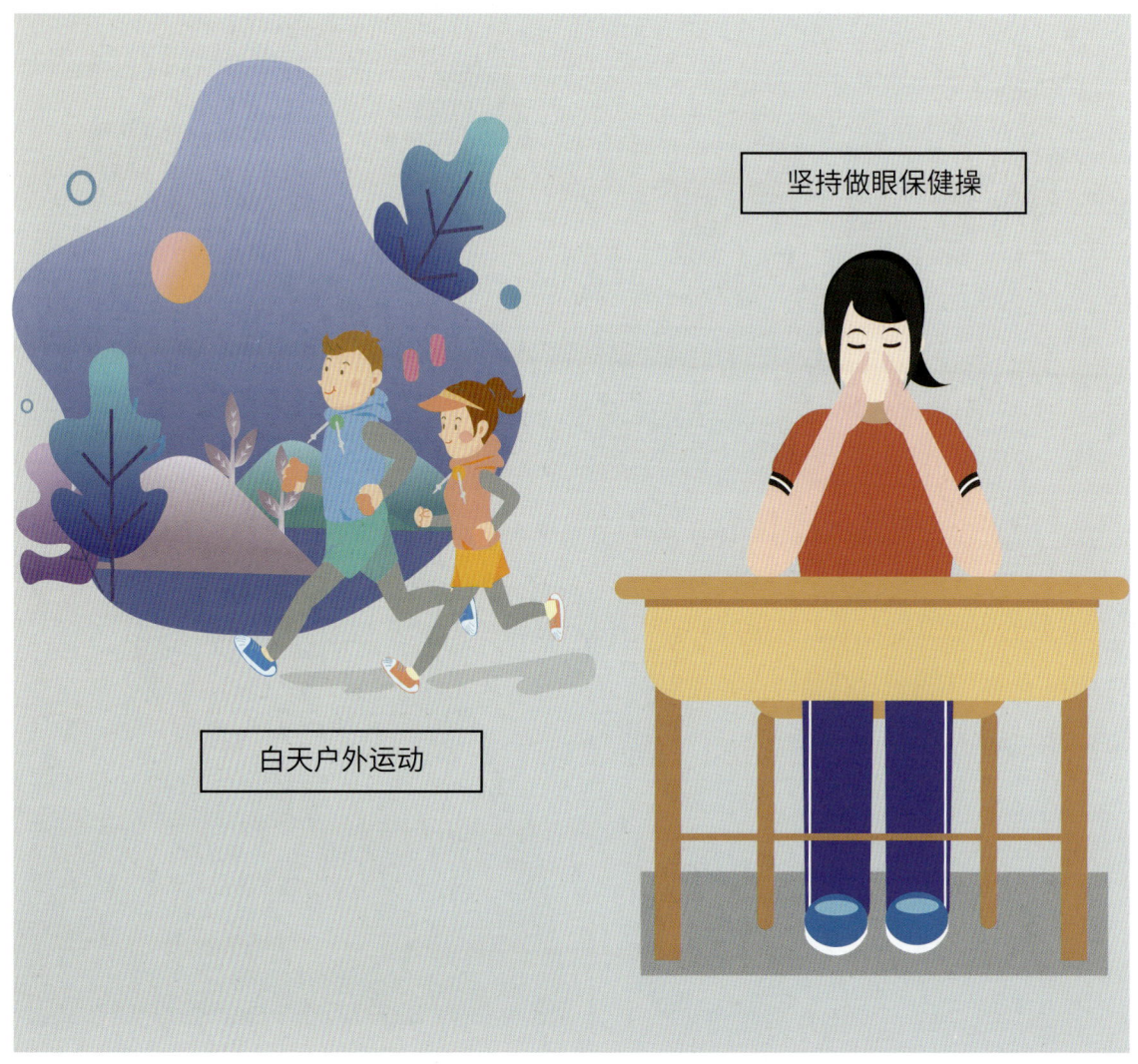

坚持做眼保健操

白天户外运动

053 患者问：如何加强视觉细胞的营养防护、抑制眼球结缔组织退化？

多食富含维生素，尤其是叶黄素的食物。叶黄素是构成人眼黄斑部的主要色素，具有高效的抗氧化作用和光保护作用，可促进视细胞中视紫质（rhodopsin）的再生，增进视力、缓解视疲劳，预防或改善黄斑变性。人体无法通过自身合成叶黄素，必须靠摄入来补充。眼部冷敷或使用冷敷眼贴，降低眼表温度、抑制球壁组织代谢、避免或改善眼疲劳。有报道，使用哺光仪可有效改善眼底血液循环，增加脉络膜厚度，抑制眼球结缔组织退化。

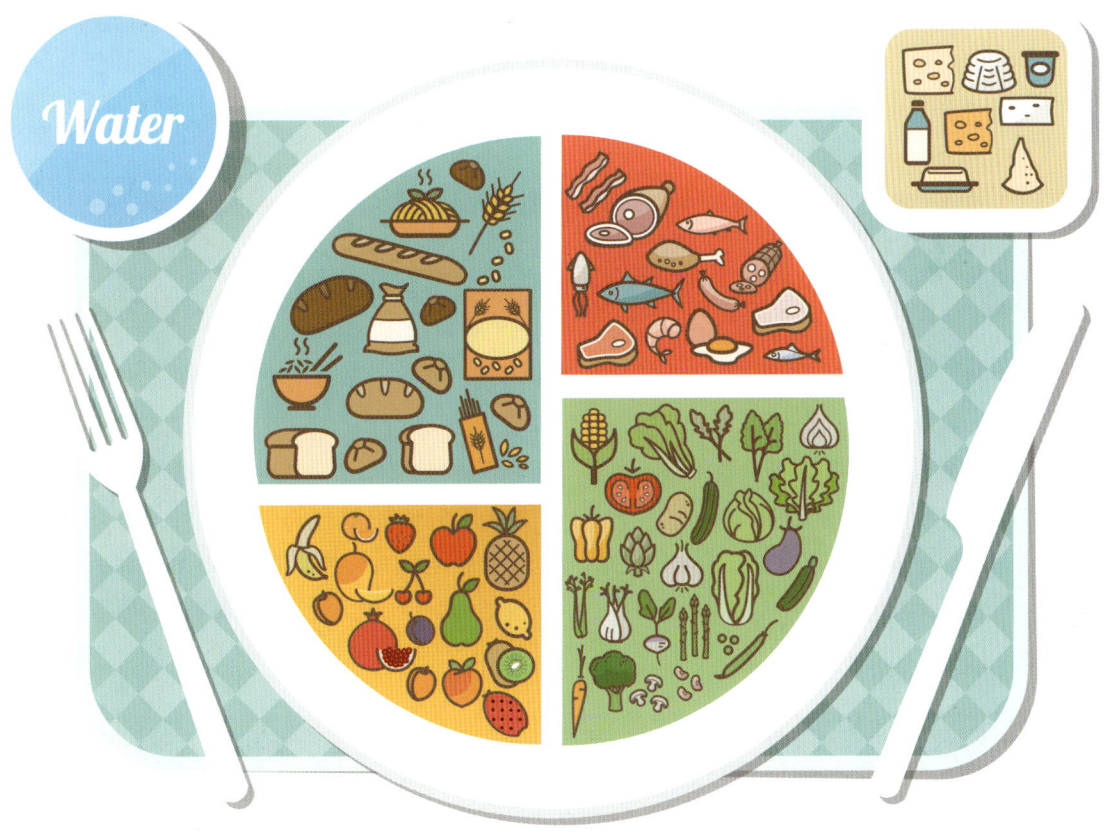

054 患者问：在近视控制方面主要的干预手段有哪些？

目前在近视控制方面主要的干预手段有光学干预和药物干预。光学干预一种是基于周边近视离焦理论的多区正性离焦镜、周边近视离焦镜、角膜塑形镜；一种是基于近视眼代偿学说和调节理论的低度凸透镜附加棱镜、棱镜双焦镜、渐进多焦点眼镜。药物干预主要是0.01%的低浓度阿托品。

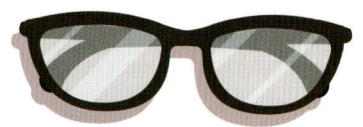
多区正性离焦镜
周边近视离焦镜
棱镜双焦镜
渐进多焦点眼镜

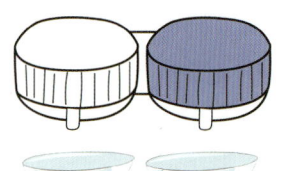
角膜塑形镜

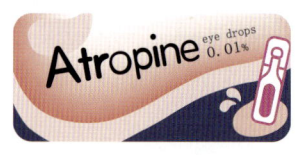
低浓度阿托品

055 患者问：什么是镀膜镜片？

无论树脂或玻璃镜片其本身的透光率都只有91%左右，会有部分光线被镜片的两个表面反射回来，这样不仅会对视网膜影像产生干扰，而且还影响配戴者的外观，如镜片外观涡旋明显、照相反光，看不到配戴者的眼睛等。而镀膜镜片是利用特殊工艺技术在镜片的前后表面镀上一层或多层光学薄膜，使镜片获得一些新的、原本不具备的优良性能，如提升镜片表面硬度、减少可见光的镜片表面反射、增强镜片表面抗污力等。普通镀膜镜片透光率可达97%以上，优质镀膜镜片透光率可达99%以上，对蓝光、紫外线、长波白光等有害杂光的阻挡以及减反射、防止眩光也有赖于先进的镀膜工艺，比如罗敦司得的嘉丽特晶盾超级镀膜技术。

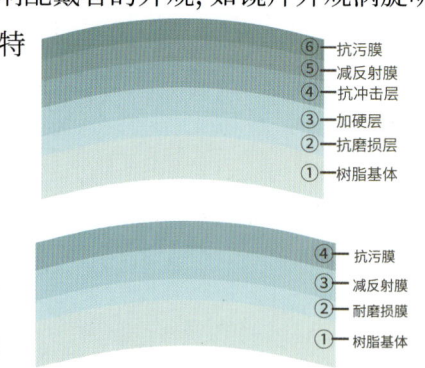

近视防控100问

医者说 056 患者问：预防孩子眼疲劳可以使用眼药水吗？

引起孩子眼疲劳最主要的原因是用眼过度，看的时间久了，看东西模糊，自然而然就会觉得累，就像是长时间的运动后身体会累一样，这个时候需要的是休息和放松。但为了尽快消除孩子的眼疲劳症状，可以使用些能缓解眼疲劳的产品，如福盛康集团推出的眼巴巴洗眼液、视达舒眼贴、眼部雾化仪等。

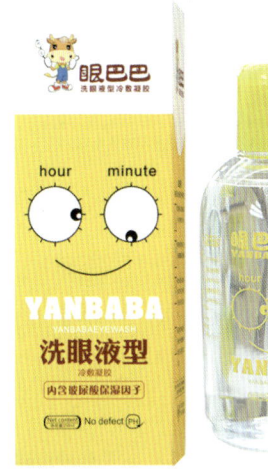

医者说 057 患者问：孩子真性近视必须戴眼镜吗？

学龄前或学龄儿童一旦发生真性近视，如度数不到-1.00D，没有近视症状可酌情定期随访，若有近视症状，则应及时配镜矫正。如度数在-1.00D或以上，要及时配镜矫正。目前对于真性近视尚无治愈的方法，真性近视是患者眼睛结构发生了改变，就像人的个子长高了不能再缩回去一样。

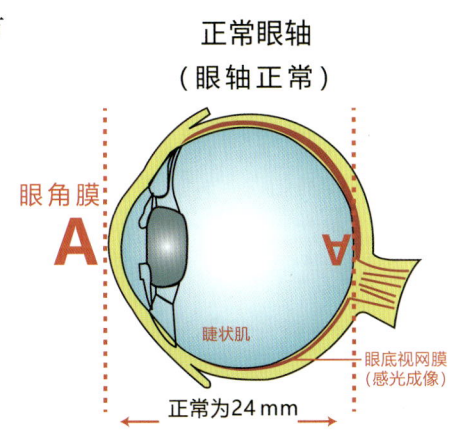

正常眼轴（眼轴正常）

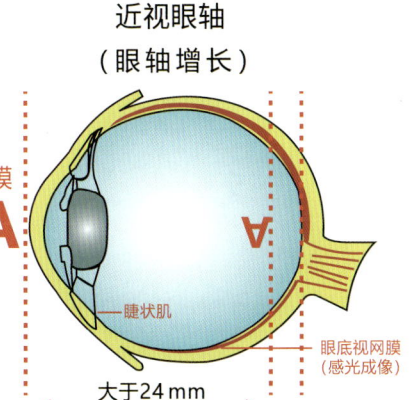

近视眼轴（眼轴增长）

近视防控100问

医者说 058　患者问：孩子配近视眼镜后度数会越戴越高吗？

不会，孩子近视度数加深最主要的原因不是因为配戴眼镜造成的，及时正确地配戴眼镜会减缓近视的增长程度。若发生近视后不戴眼镜或戴矫正不足的眼镜反而会使得近视程度增加更快。

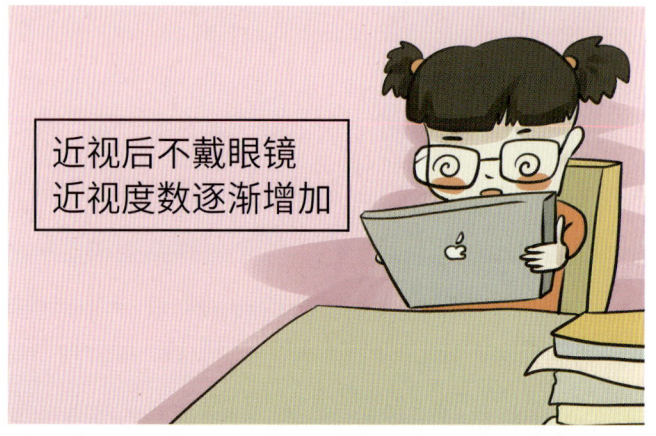

近视后不戴眼镜近视度数逐渐增加

医者说 059　患者问：儿童近视眼镜需要经常戴吗？

需要常戴，儿童近视，尤其合并有散光的患者，无论看远或看近时都应该经常戴眼镜。因为在儿童期的近视和散光如果不能得到及时、正确的矫正，不仅容易产生视疲劳症状，而且由于眼底黄斑区长期成像模糊，不能有效地刺激黄斑区的进一步发育，也不能向大脑皮质的视觉中枢传导清晰的图像，时间一长就会形成弱视。

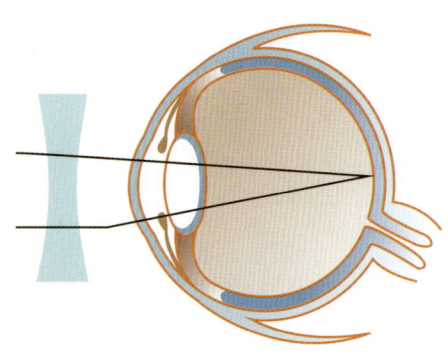

近视　凹透镜矫正

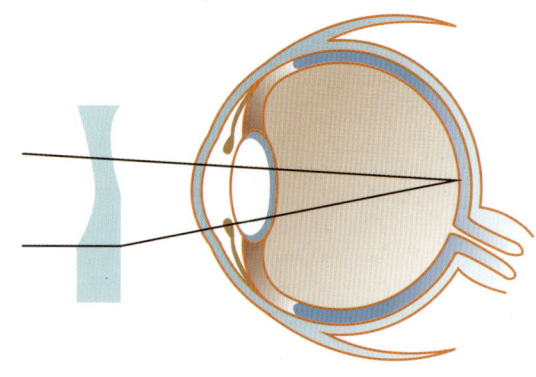

散光　柱镜矫正

医者说 060 患者问:0.01%阿托品长期使用是否安全?

由新加坡国立眼科研究所进行的长达5年的0.01%低浓度阿托品临床观察显示,孩子使用0.01%阿托品滴眼是安全的。在是否使用低浓度阿托品来控制孩子近视进展的问题上,家长们一定要有远见,要从能有效控制近视的高度来理性对待,不能因为被告知低浓度阿托品也有不良反应,就立即拒之。要权衡当前获得控制近视的益处和可能发生不良反应的风险孰轻孰重。家长们可以了解一下,包括维生素在内几乎所有药品的说明书里均载明有不良反应,我们不能因为其有不良反应就拒绝用药治疗,配合服用福盛康DHA蓝莓叶黄素对于减少使用低浓度阿托品带来的副作用有一定改善。特别提醒,要在视光师或医生指导下正确使用。

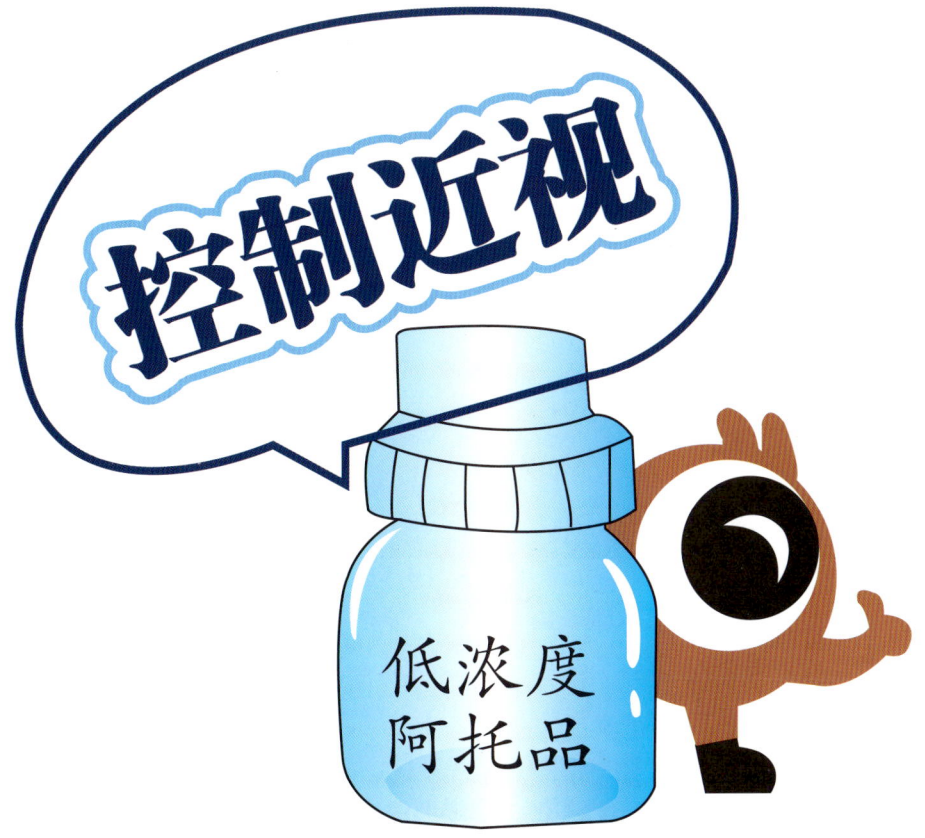

061 患者问：什么是视功能训练？

视功能训练也称为视觉治疗，是通过光学、心理学、物理学等方法训练单、双眼调节功能、集合功能、眼球运动功能以及两者的协调性，从而提高双眼视觉系统的应用能力，改善及治愈视疲劳、眼球运动障碍、阅读障碍等双眼视觉疾病。

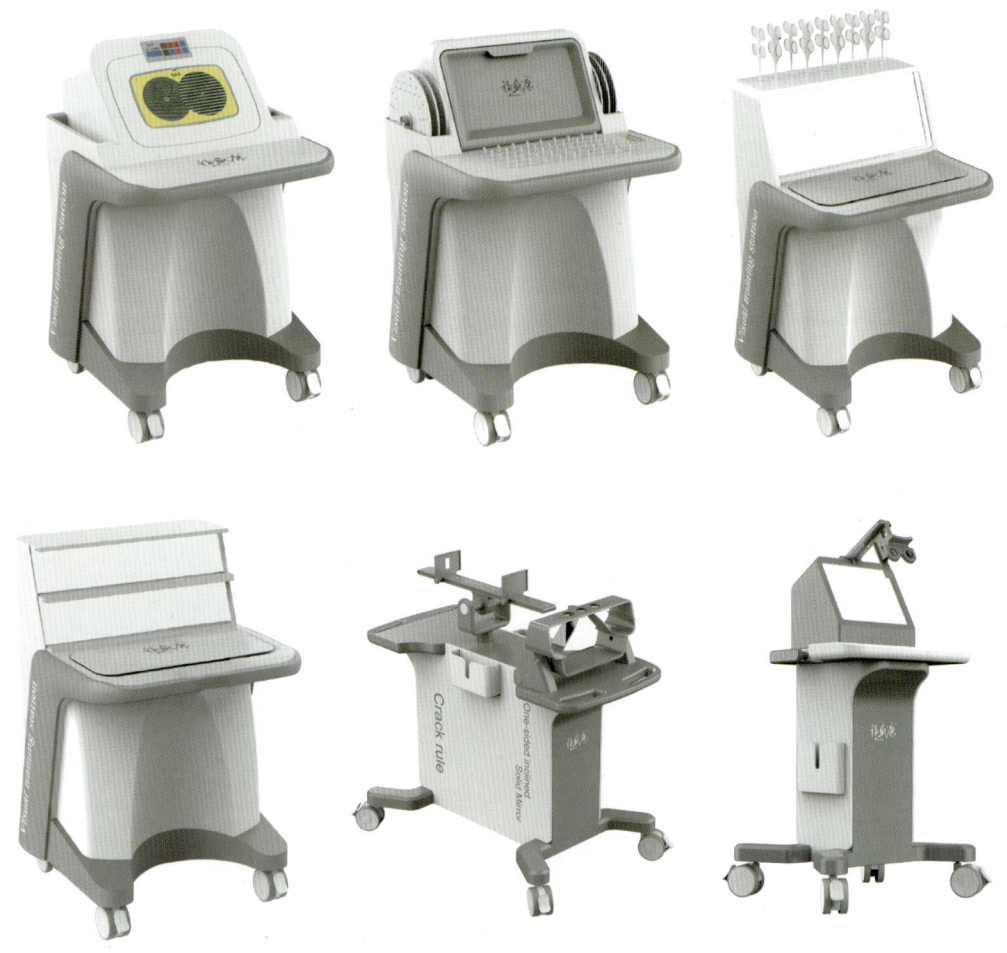

FSK-6001 视觉训练综合台

062 患者问：视功能训练能缓解眼疲劳吗？

就像我们经常通过跑步、打球、练瑜伽等多种锻炼身体的方式来增强体质，预防疾病的发生。上网、看电视、打游戏、阅读、写字、学习……我们时刻都在使用眼睛获得信息，眼睛经常处于超负荷运作状态，很容易产生视疲劳，眼睛也需要通过锻炼来增强眼睛的"体质"，防止发生视疲劳。视功能训练是通过光学、心理学、物理学等方法训练单、双眼调节功能、集合功能、眼球运动功能以及融像功能，增强视觉潜能，达到持久、舒适用眼的目的。

此外，视功能训练在近视防控中有着重要意义。在验光实践中常常发现大多近视的孩子都存在视功能的异常，如调节滞后、调节超前、调节灵活度下降、集合不足、集合过度以及融像范围异常等。其中调节滞后和集合不足的居多，如存在这样的问题，没有从根本上解决，将会导致近视加深。

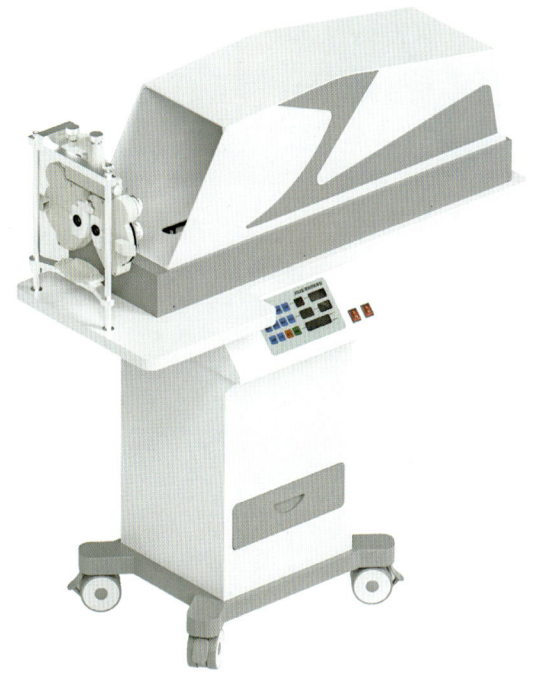

FSK-3003D睫状肌锻炼仪

近视防控100问

医者说 063 患者问：我的视力很好，为啥抄写作业却经常出错，阅读速度也没我班小明同学快？

视力和视觉并不是一回事，视力正常不代表视觉就一定正常，但一个视觉功能正常的人，一定具有良好的视力。我们平时要清晰舒适地看东西，不仅需要视力正常，同时还需要双眼视觉功能正常，如具备正常三级视功能（同时视、融合视、立体视）、良好的固视能力，以及视觉扫视、视觉追随运动正常。所以说单纯的视力好并不能说明眼睛是完全健康的，如果出现看东西反应慢，或看书串行跳字，或阅读后不容易记住等，及早找眼视光师或眼科医生进行专科检查及诊疗。

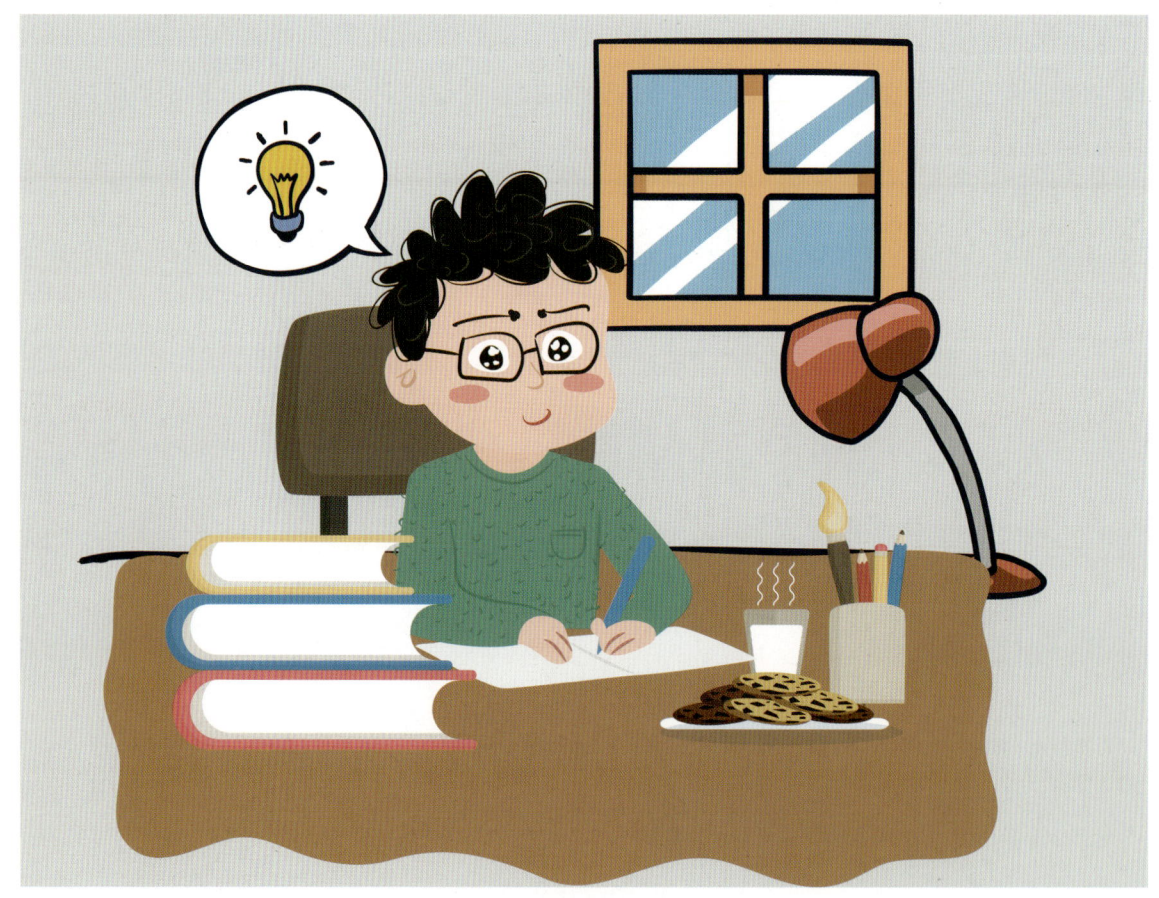

064 患者问:宝宝从上学开始就做眼保健操,可为什么还是近视了呢?

眼保健操是国家预防青少年近视的一个重要举措,眼保健操科学严谨,遵从中医之道,通过经络穴位来消除视疲劳,每天坚持做眼保健操,能有效降低近视发生、发展的风险,但并不能绝对确保不会形成近视。因为,近视的成因复杂多样,只有各个相关因素都能得到良好的管控才有可能让孩子远离近视。同理,一个经常锻炼身体的人往往不容易生病,但坚持锻炼本身并不能保证其绝对不会生病。

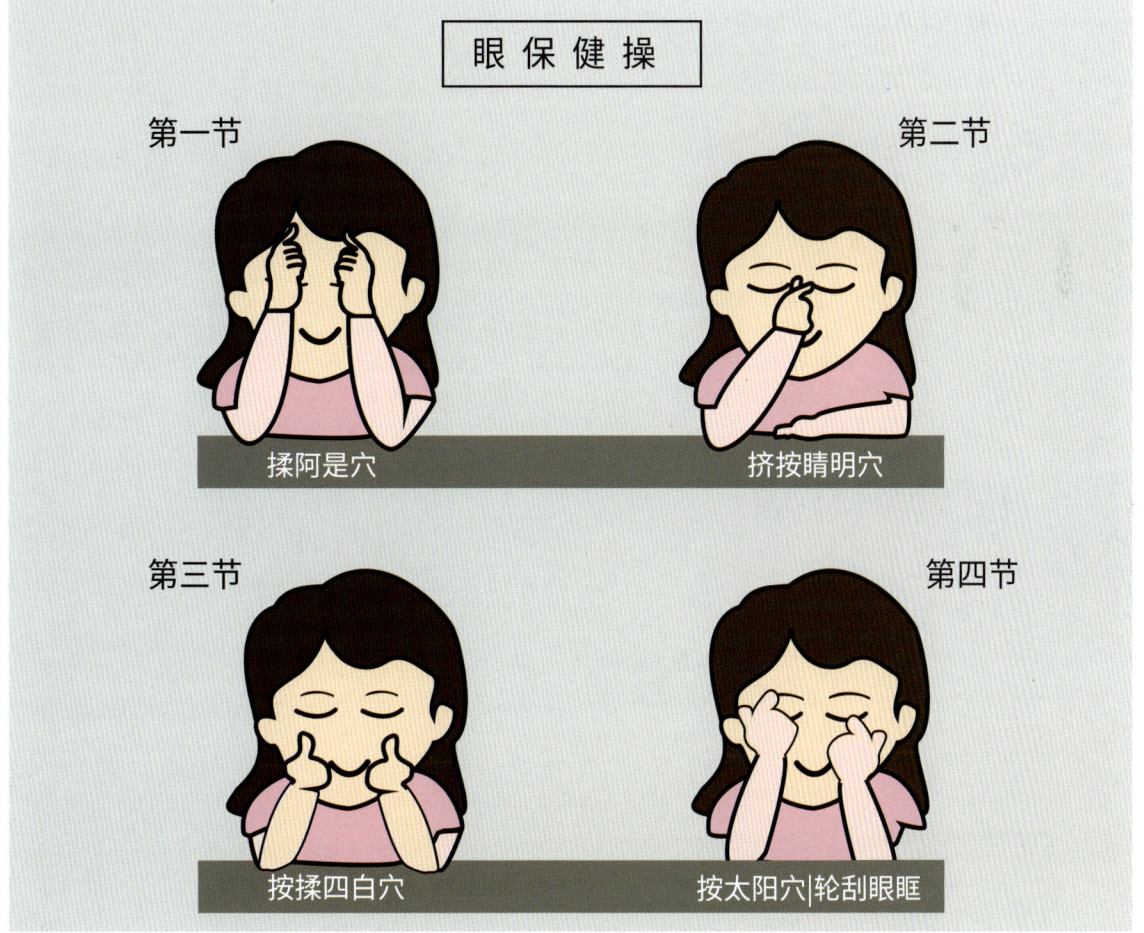

近视防控100问

医者说 065 患者问：干眼症会影响视力吗？

干眼症会影响视力的，只是干眼症的类型及严重程度不同对视力的影响程度不同而已。完整稳定的泪膜平滑、均匀分布于角膜表面，与角膜组成完整的屈光面，使光线经过眼睛屈光系统曲折后，光线不发生散射而是聚焦成像。而干眼症会引起泪膜不稳定，影响视网膜成像，出现眼睛干涩、异物感、视物不清等症状，严重者无法正常视物。

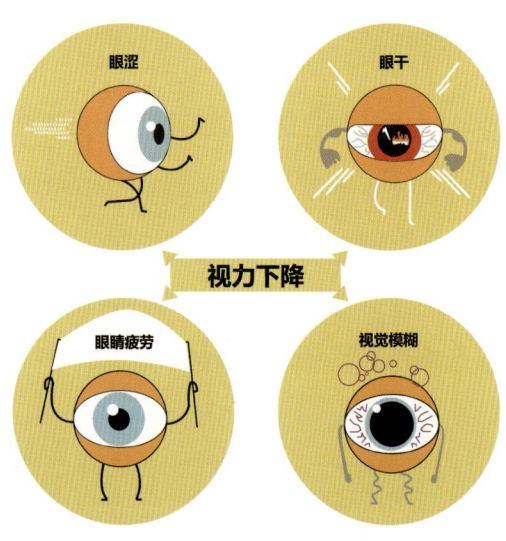

医者说 066 患者问：孩子患了弱视，治愈后能摘掉眼镜吗？

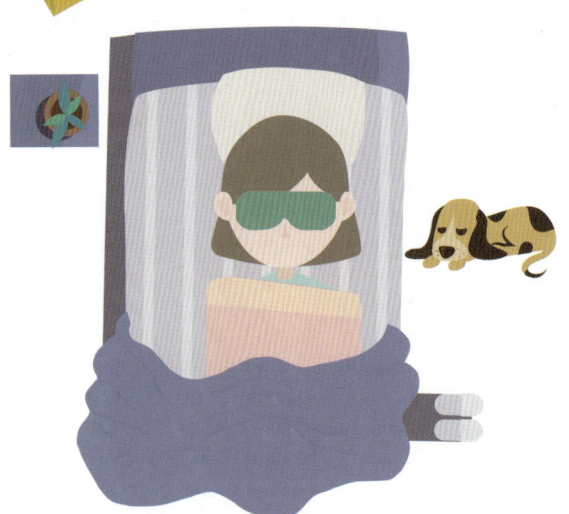

弱视是包括屈光不正在内的各种原因导致的视觉中枢发育障碍，孩子弱视治疗好了即孩子的视觉功能达到了正常，并不代表孩子原有的屈光不正就会消失。所以，孩子弱视治愈后是否能摘掉眼镜，完全取决于孩子屈光不正的程度。如果孩子弱视治愈后眼睛还存在明显的屈光异常，就需要继续戴眼镜，否则容易导致弱视复发而功亏一篑。

医者说 067 患者问：为什么总感觉视疲劳，但眼睛却查不出有什么病变？

如果孩子视力正常，可能是因为孩子平时缺乏户外运动、用眼过度、姿势不端正，导致了视疲劳和干眼症。建议，多让孩子参加户外的有氧运动，比如打羽毛球、打篮球，注意休息，注意用眼，特别是手机、电脑、电视都要控制，学习的时候，用眼姿势端正，光线充足，做眼部的热敷、眼保健操、家庭视觉训练锻炼调节功能。

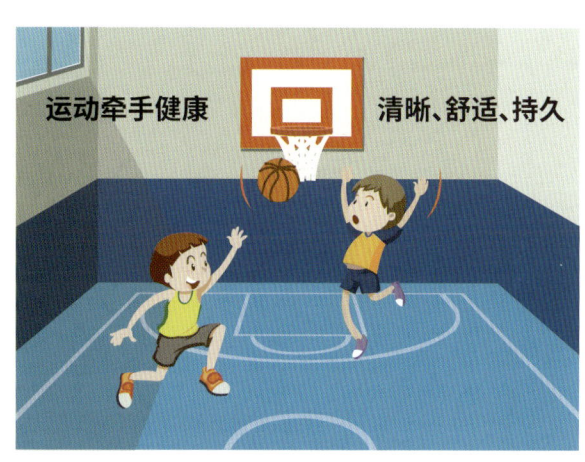

医者说 068 患者问：叶黄素与视力保护有什么关系？

2010年世界卫生组织（WHO）视力障碍报告确定了视力障碍的主要原因如下：未矫正的屈光不正（43%）、白内障（33%）、青光眼（2%）、老年性黄斑变性（1%）、糖尿病性视网膜病变（1%）和约20%是不确定的。叶黄素和玉米黄质是人类视网膜中发现的主要膳食类胡萝卜素，可以保护黄斑免受蓝光损伤，提高视力，清除有害的活性氧。叶黄素和玉米黄质以及它们常见的代谢物内消旋玉米黄质，通常称为黄斑色素，叶黄素类物质对于上述疾病均有不同程度的改善。

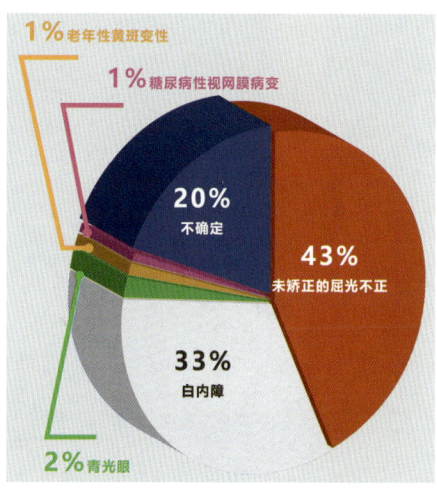

近视防控100问

医者说 069 患者问：为什么很多孩子不愿意定期检测视力？

很多孩子不愿意定期检测视力，是因为害怕一旦查出视力下降往往会得到爸妈的一通严厉责备。宝爸宝妈们，一定要和孩子建立良好的亲子关系，告诉孩子定期检查视力不要有任何心理障碍，发现视力下降要及时诊治，防患于未然，这样才能有效避免近视度数继续增加或恶化。

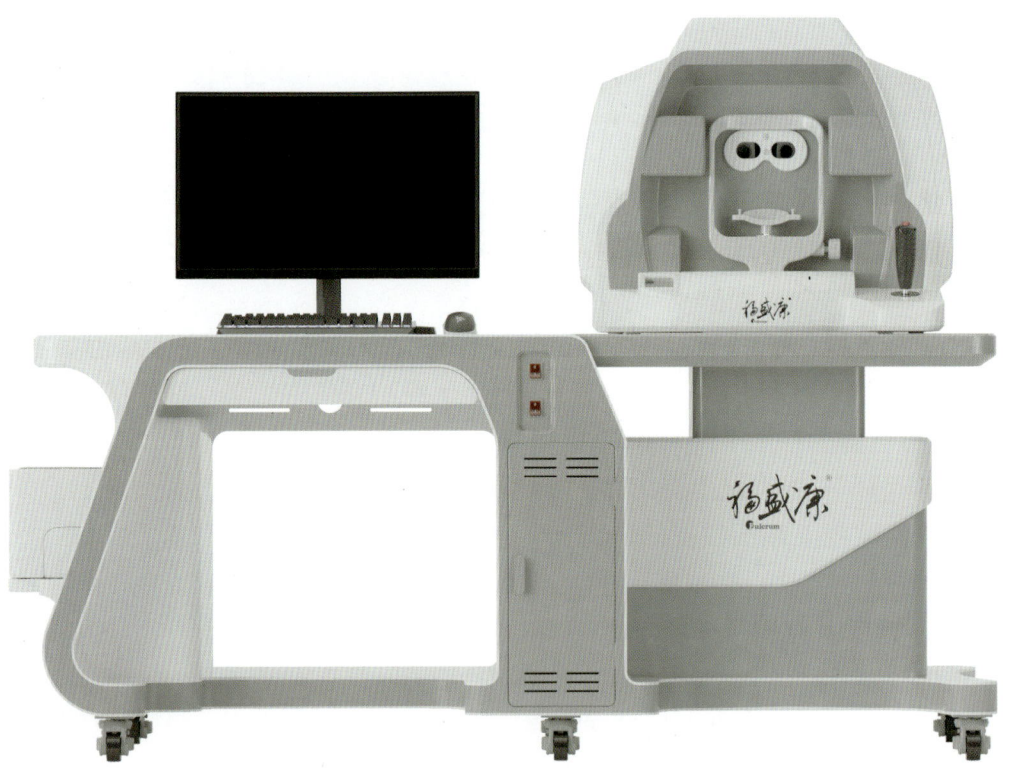

FSK-3000智能调节训练协调器

医者说 070 患者问：高度近视能使用热灸吗？

热灸可使后巩膜变软加速眼轴增长，使度数增长过快，高度近视眼底视网膜较脆弱，也有导致视网膜脱落的风险。

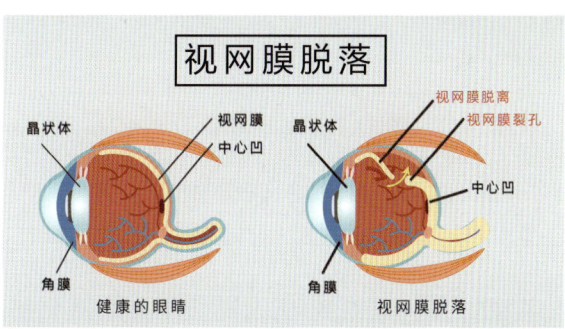

医者说 071 患者问：现在的作业都是在手机、电脑上，这样不就没办法做近视防控了？

近视防控是减少近距离长时间用眼，少看电视、少玩手机等电子产品，但少看不是不看，孩子是祖国的花朵，未来的希望，也需要与时俱进，引导孩子正确对待电子产品等新型事物，合理为我所用，不滥用手机玩游戏，不过度看电视，正确运用电子产品，实时增加户外运动，从学校、家庭、个人全方位多方面入手，起到近视防控的目的。

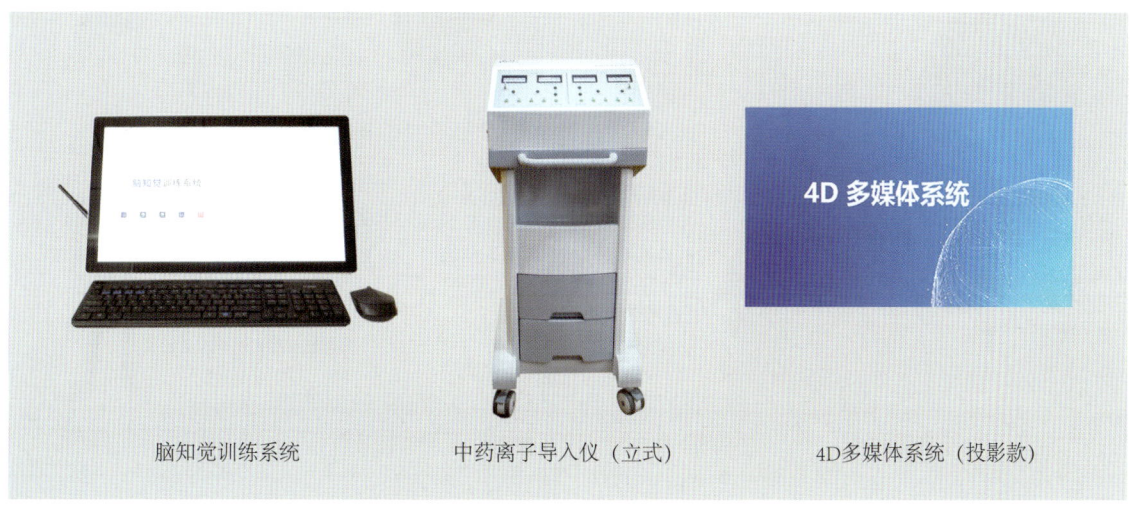

脑知觉训练系统　　中药离子导入仪（立式）　　4D多媒体系统（投影款）

近视防控100问

医者说 072 患者问：近视防控的意义是什么？

小孩一旦近视，度数增长往往在所难免，迄今为止没有一种方法可以100%确保孩子近视度数不增加，近视防控的意义就是使孩子近视发展的风险降到最低。例如，不做近视防控1年度数增长0.75D，做了近视防控1年度数增长0.25D，1年下来就相差0.50D，3年就是1.50D，以此类推，度数相差越来越多，所以说，近视防控有效的标准并不是度数不增长，而是减缓近视度数增长的速度和减少并发症的发生。

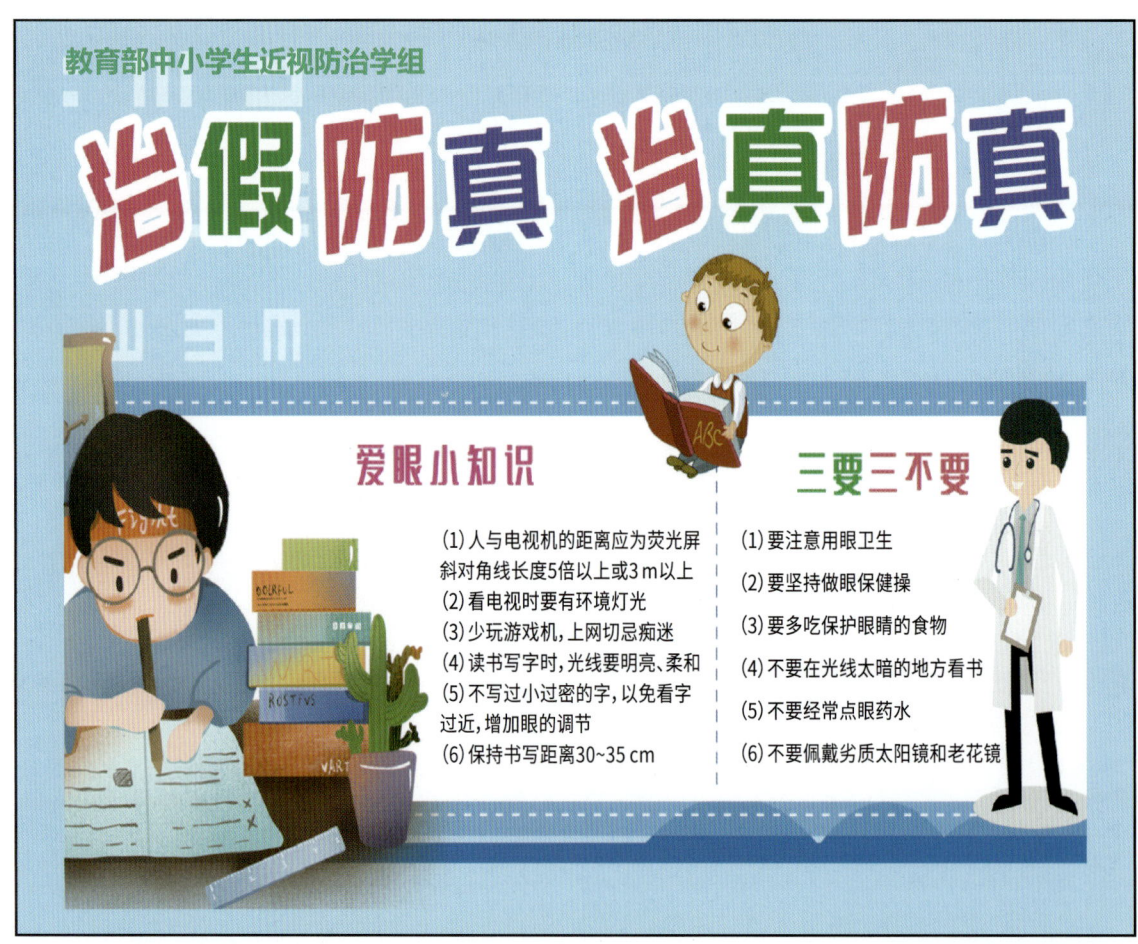

医者说 073 患者问：为什么有的孩子通过做眼保健操视力提升了，而近视屈光度并没有变小？

视力是一个主观的心理物理学指标，跟人的体力、耐力、精力一样，是波动的。通过按摩休息或视觉训练后孩子屈光度中的调节性近视成分（也就是假性近视成分，是眼肌痉挛状态）会得到缓解，同时眼底视觉细胞、视觉传导和视觉中枢的兴奋性会提升，从而视力改善，但这种改善是不持续性的。众所周知，轴性近视的本质是眼轴长过了头，眼轴一旦长多了就无法回退或缩短，近视度数也就无法减小。

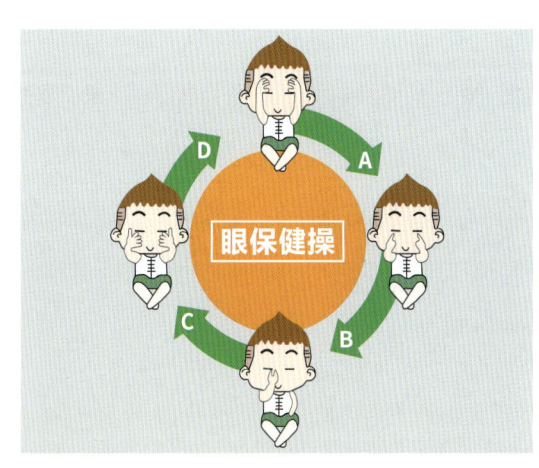

医者说 074 患者问：我们生活中有益于眼睛的蔬菜、水果有哪些？

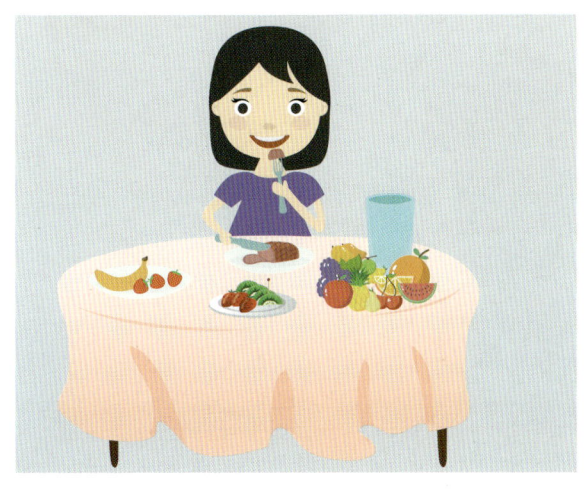

我们日常吃的多种蔬菜、水果中都含有叶黄素，富含叶黄素的蔬菜有菠菜、甘蓝菜、南瓜、胡萝卜、西红柿等；水果有猕猴桃、芒果、葡萄、橙子等。孩子正值身体快速发育阶段，经常过度用眼，甚至存在视力下降、视网膜黄斑退行性改变等眼部隐疾，多吃富含叶黄素的蔬菜、水果有益于眼睛的健康，但是日常食物中摄取的叶黄素远远不能满足眼部的营养需求，所以尚需额外适当补充叶黄素。

近视防控100问

医者说 075 患者问：叶黄素对近视防控有好处吗？

　　眼底所需要的营养确实大部分来自水果、蔬菜等食物，但眼底营养吸收比较缓慢，尤其是挑食的孩子，眼底营养没有摄取来源，营养得不到及时的补充，就容易疲劳，进而加剧度数增长。叶黄素每日摄入量为 9~12 mg，即人每天至少需要摄入 9 mg 的叶黄素才能满足基本生理需求，起到预防眼疾的效果。因而适时补充眼底需要的营养，可有效增强眼睛抵抗力，从而减少视疲劳，达到预防近视加深的效果，除了叶黄素，β-胡萝卜素、越橘、蓝莓、DHA、虾青素对眼睛都是有益的。

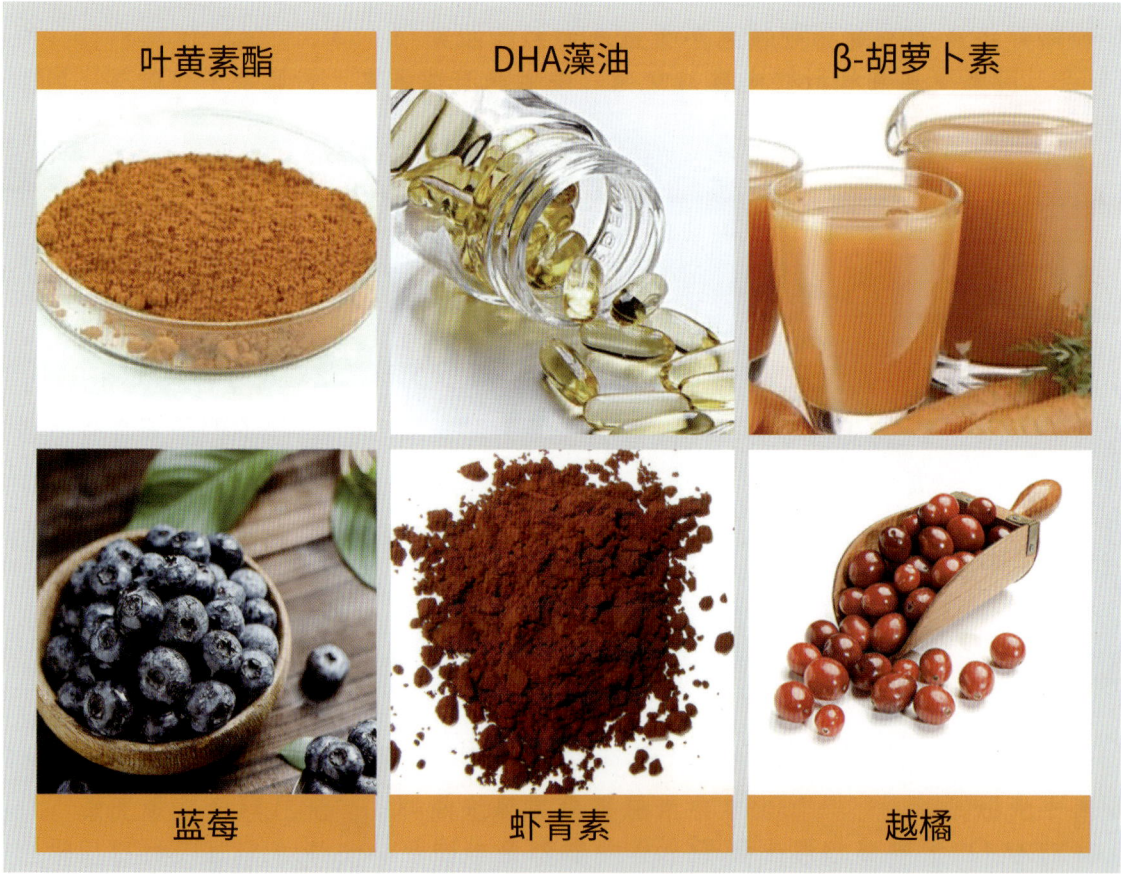

076 患者问：我家孩子原来做近视治疗都不管用，最后还是戴上了眼镜，现在做近视防控管用吗？

近视防控不等于近视治疗，真性近视是眼轴增长，是不可治疗的，近视防控是为了预防近视度数继续加深，或是想让度数增长缓慢一点所做的努力，所以说戴镜结合防控是为了延缓近视度数加深，不是为了治疗近视。

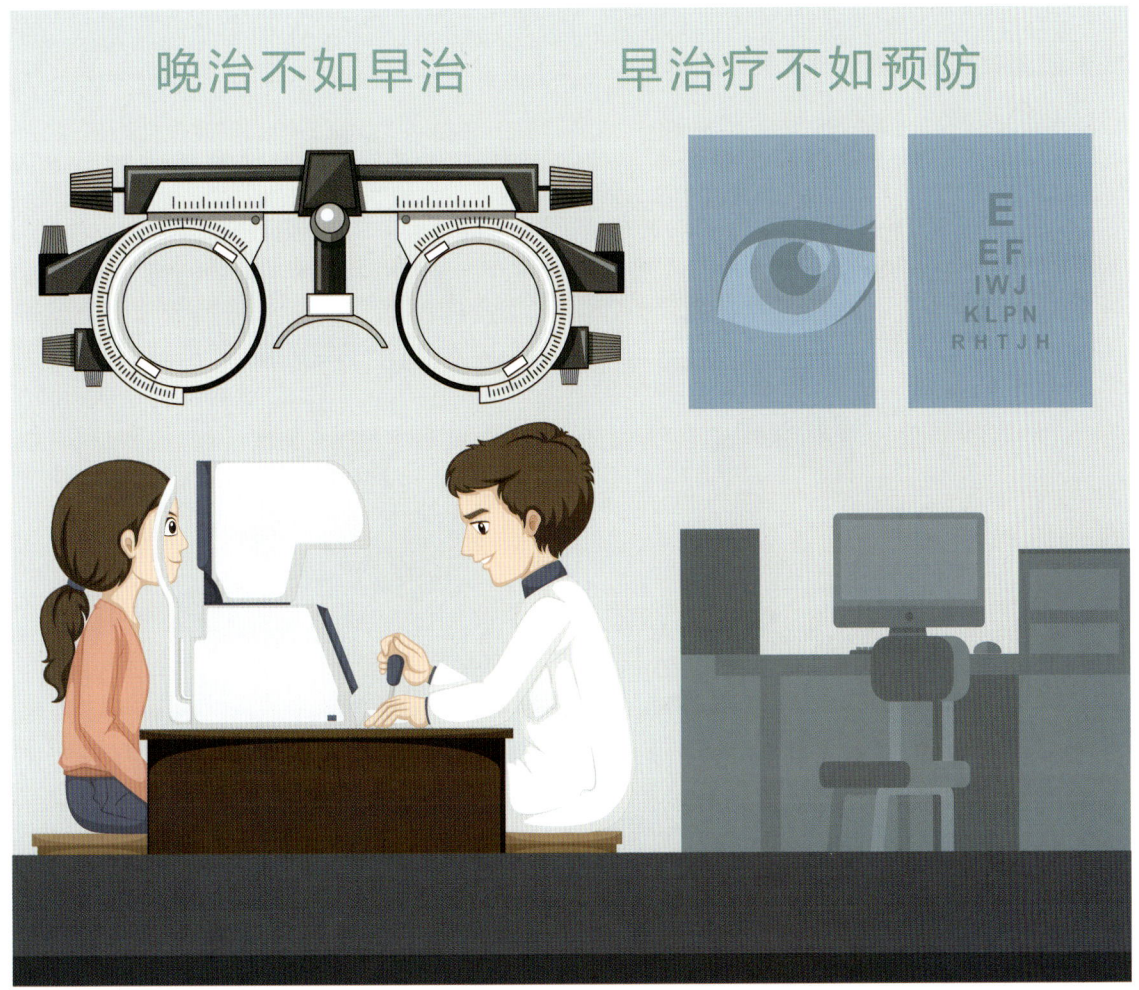

晚治不如早治　　早治疗不如预防

近视防控100问

医者说 077 患者问：我家孩子配戴了眼镜之后，近视度数怎么还增长呀？

近视的产生和发展受遗传因素和后天因素双重影响，其中后天因素复杂多样，包括视觉环境、视觉行为、生活饮食习惯等。孩子配戴矫正眼镜仅仅是从光学上达到了清晰舒适视物的目的，如果其伴存的不良视觉环境、视觉行为、生活饮食习惯等因素未能得到彻底改善，其近视度数还会继续加深。

尽早进行近视防控才是最好的选择，功能性眼镜验配、角膜塑形镜、视觉训练、叶黄素日常补充、眼贴使用等可以根据情况选择。

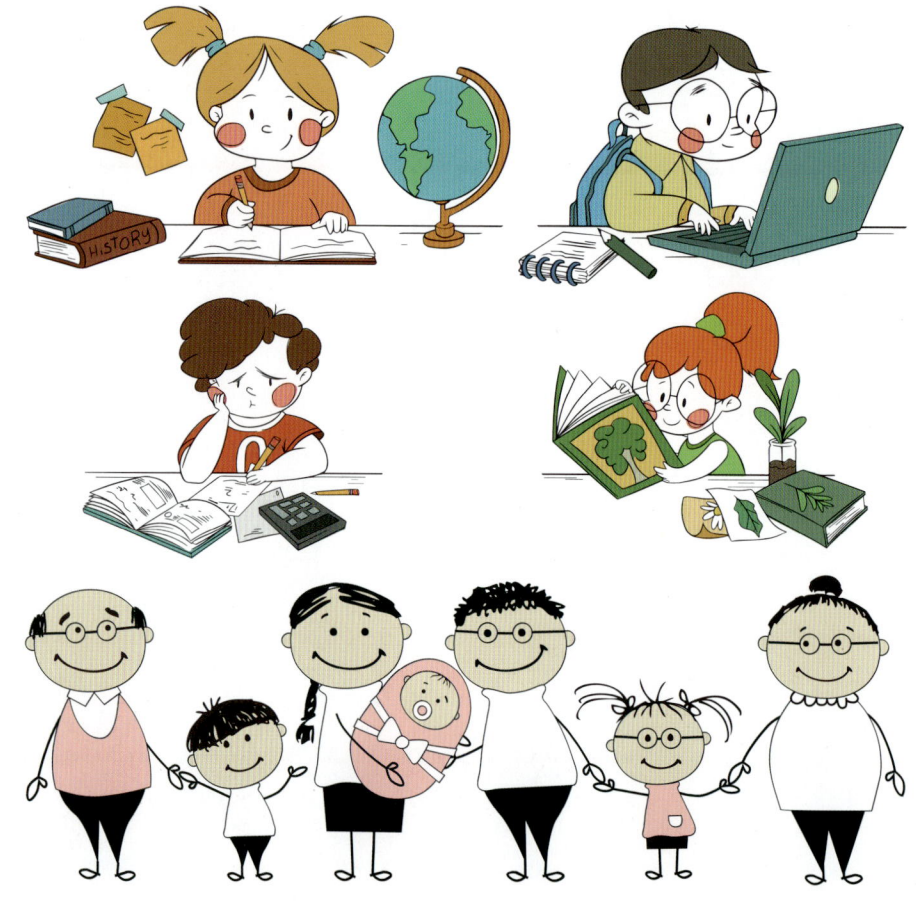

近视防控100问

医者说 078 患者问：近视眼长大以后可以做手术，现在随便配副眼镜看清黑板就行呗？

屈光手术和戴眼镜一样是矫正屈光不正的一种方法，只不过屈光手术是一种创伤性矫正方法，而传统的验光配镜是一种非手术矫正方法。对于近视孩子来说，如果不注意当下的近视防控，任其发展，就有可能形成高度近视。对于高度近视屈光手术尽管能对其屈光异常进行很好的矫正，但对其伴发的一系列严重危害视力的眼部退行性病变或并发症却无能为力。所以趁孩子还小，要及早进行近视防控，努力避免孩子近视发展成严重危害视力的高度近视。

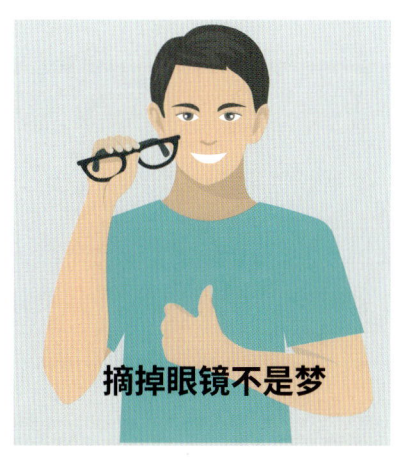

摘掉眼镜不是梦

医者说 079 患者问：叶黄素的适宜人群都有哪些？

视疲劳人群、近视、弱视、白内障、青光眼、老花眼、黄斑变性、糖尿病视网膜病变均可以使用。

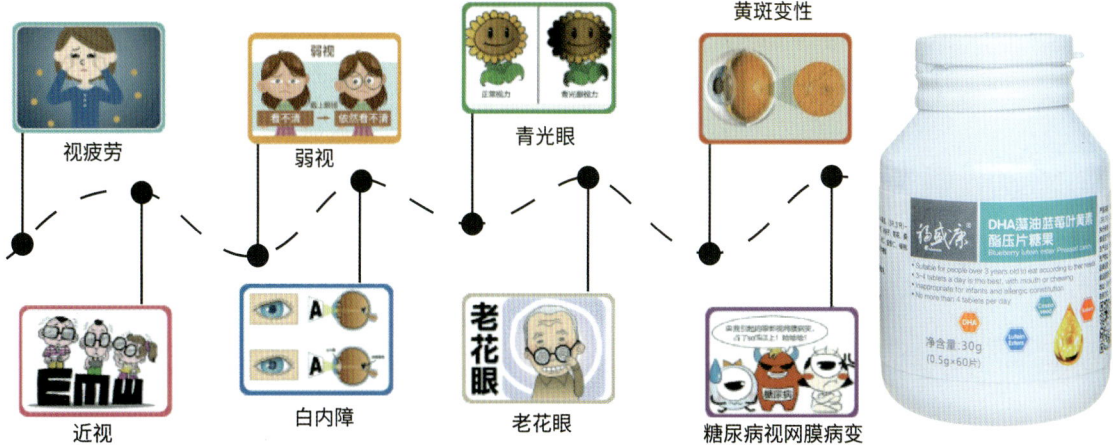

近视防控100问

医者说 080 患者问：孩子说能看清黑板，只是经常眯眼看东西，用戴眼镜吗？

孩子在眯眼歪头的情况下才能看清黑板，说明孩子因眼睛屈光状态不良导致了视力下降。眯眼睛是通过物理学上的针孔效果和裂隙作用，可以在一定程度上提高视力。但是，如果经常长时间眯着眼睛看东西，虽然是看得更清楚了，但是其实更费力了，眼睛更容易疲劳，视力下降的速度会越来越快。而且眯眼眼睑压迫角膜，还容易造成散光，使原本已经近视的孩子又增加了散光。因此，一旦发现孩子有眯眼的习惯，应及时到专业眼视光或眼科机构进行检查，对有明显屈光不正者要及时配戴适合的矫正眼镜。

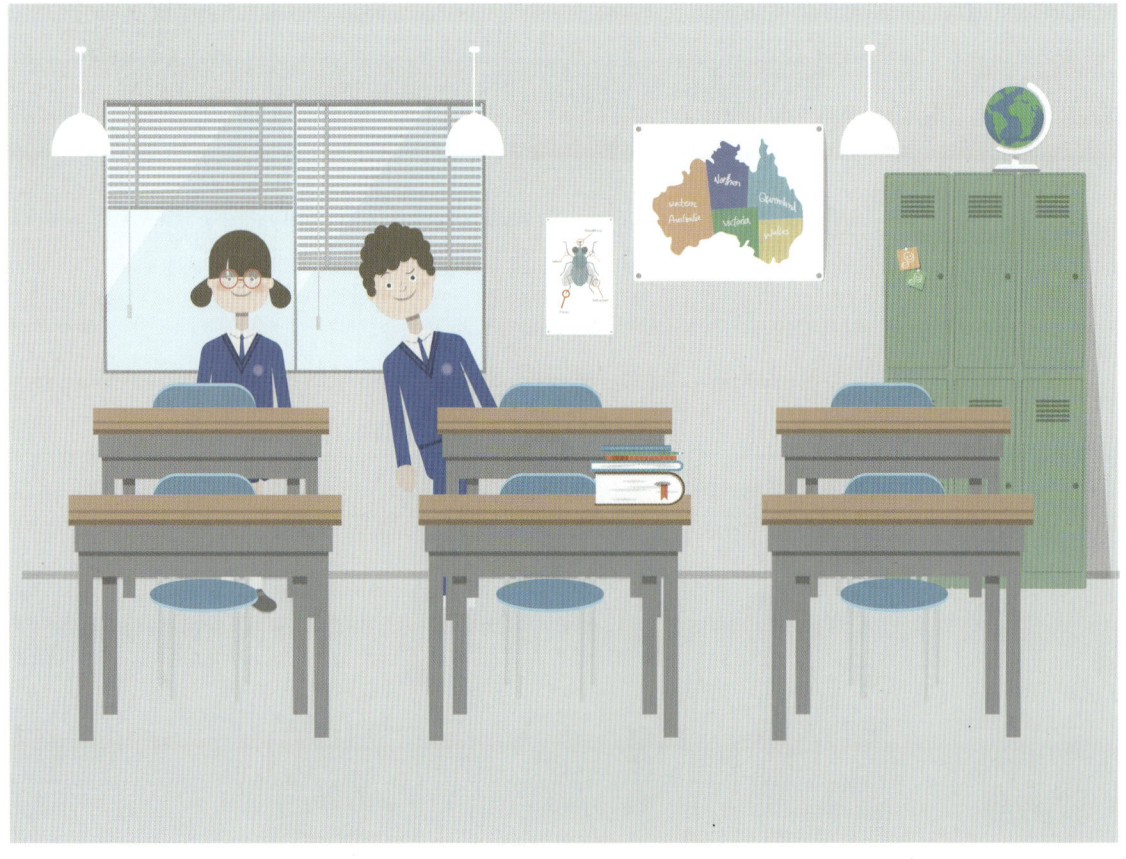

081 患者问：叶黄素服用后是否可以瞬间提高视力？

叶黄素、β-胡萝卜素、蓝莓、DHA藻油,叶黄素主要分布于视网膜黄斑部,对增加视网膜色素密度、过滤蓝光、抗氧化、清除出自由基有明确的作用;β-胡萝卜素、蓝莓在机体需要维生素A时转化为维生素A参与视黄醇和感光物质的合成;DHA藻油是智力和视神经发育不可缺少的重要物质,从机制上讲以上几种物质都是眼部不可缺少的营养物质,但是其多参与视觉活动、视神经发育、保护眼部组织等作用,在人体食用后被集体所吸收,对机体的作用也是循序渐进的产生,有益于视力和智力的发育,但并不能瞬间提高视力和智力。

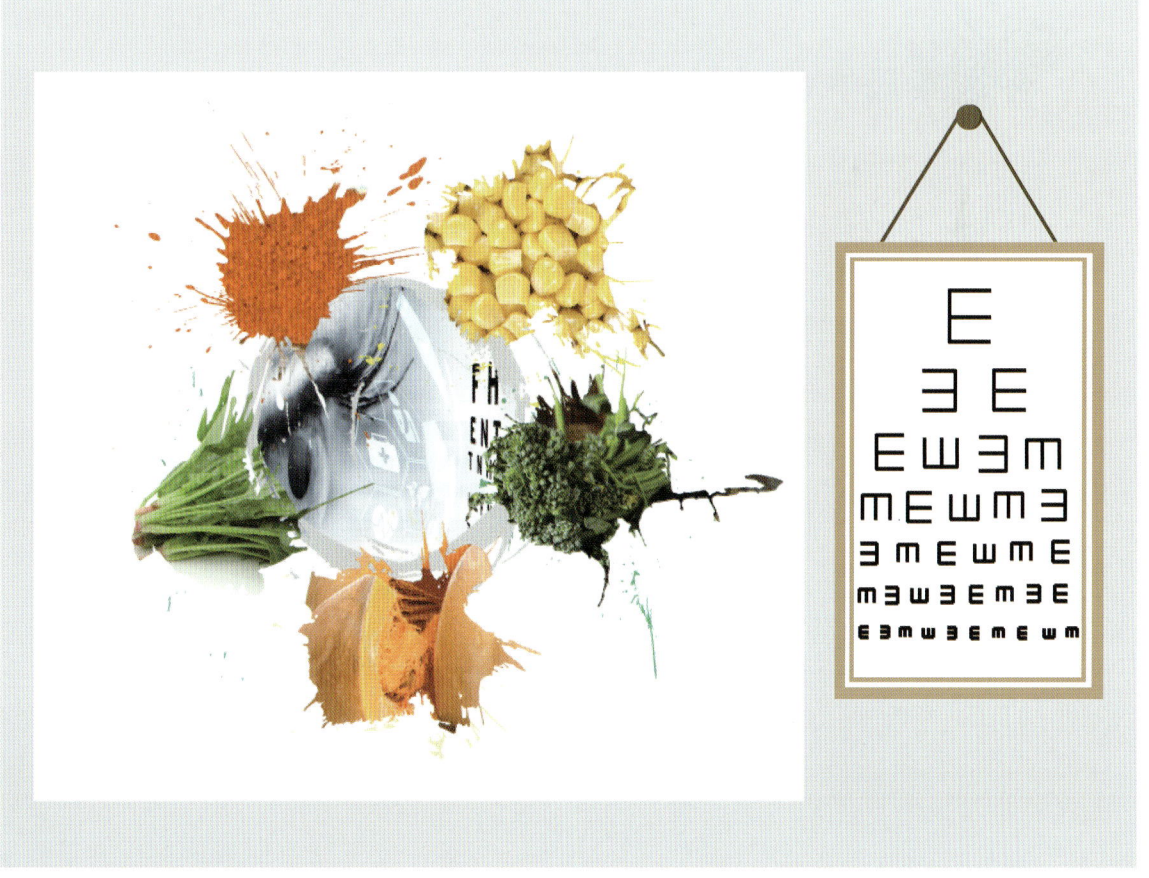

近视防控100问

医者说 082 患者问：日常饮食是否可以代替叶黄素补充？

叶黄素多来自于万寿菊，根据种植品种不同叶黄素酯的提取率为干燥花瓣每公斤可以提取94.6~280 mg，新鲜胡萝卜提取比例为每千克理想状态下可提取34.632 mg β-胡萝卜素，根据国家卫生部2008年第十二号文件规定，叶黄素酯的摄入量为12 mg/d，β-胡萝卜素为4 mg/d，提取率和人体吸收率基本是没有操作性的，但如果只是作为日常膳食补充是没有问题的。

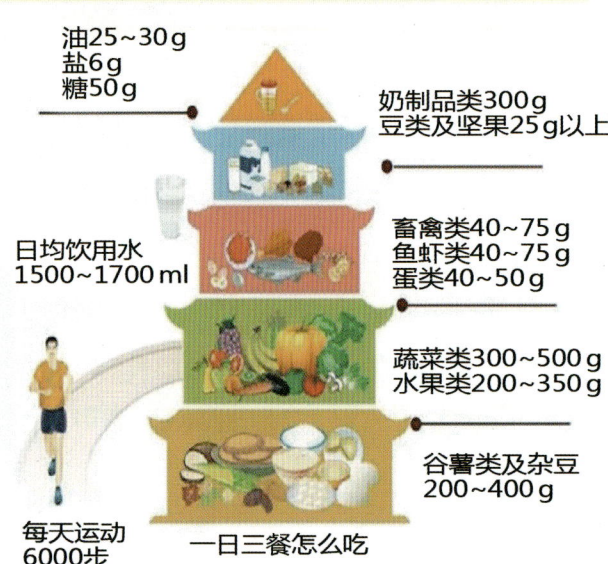

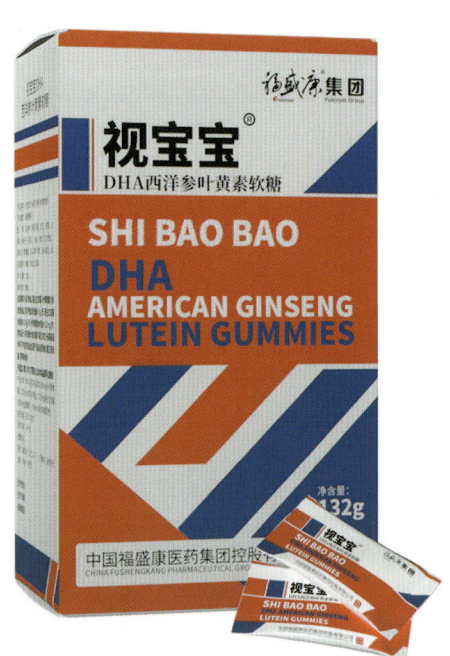

083 患者问：服用叶黄素有什么注意事项？

在服用叶黄素类产品期间需要注意以下几点：服用叶黄素类产品需要按照疗程或者完整服用周期服用，才能对眼部组织产生应有的作用，有助于服用目的的实现；服用叶黄素类产品期间，严格按照规定的服用量服用，不能擅自增加或者减少；服用叶黄素类产品期间，尽可能少或者不食用甜食、辛辣、刺激食物；服用叶黄素类产品期间，配合要求的其他训练项目。

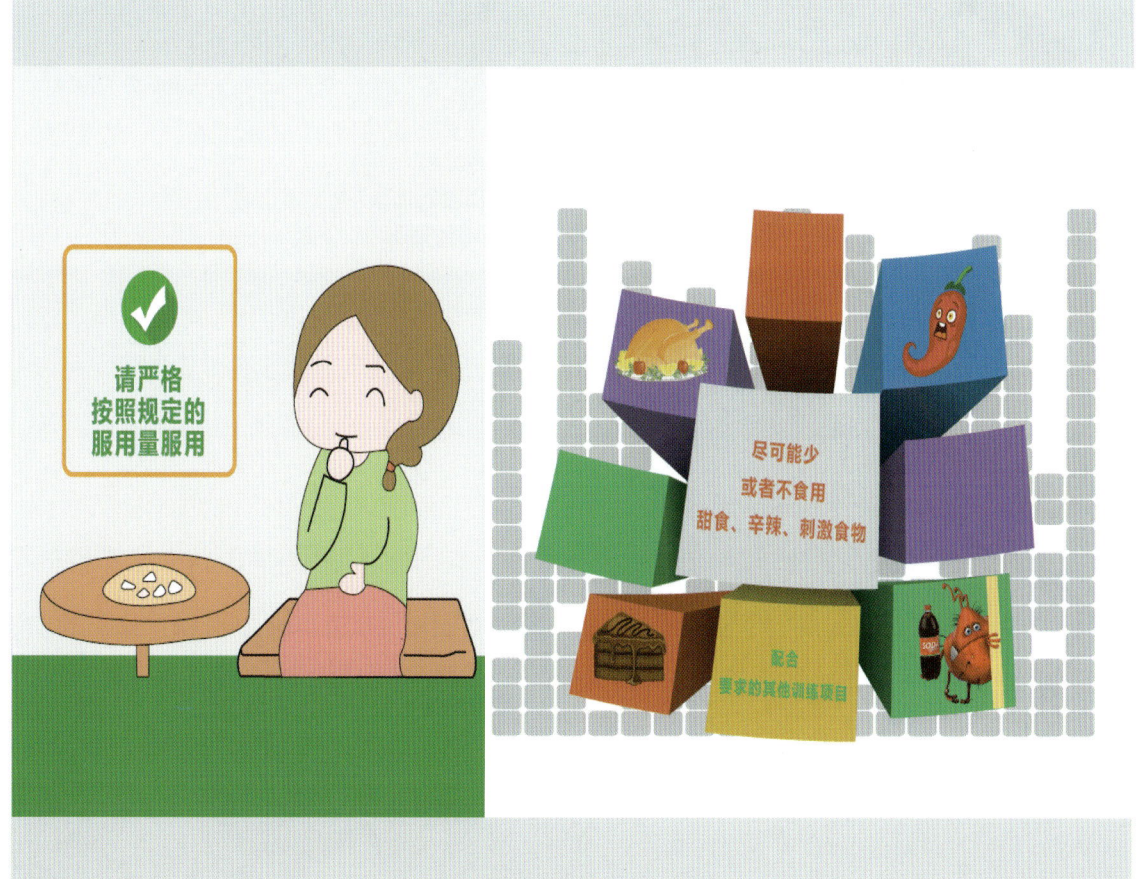

医者说 084 患者问：如果不慎过量服用叶黄素怎么办？

叶黄素类产品多属于天然合成的纯植物制剂，叶黄素酯、蓝莓、胡萝卜素等成分分别从万寿菊、蓝莓、胡萝卜中提取，每天都有推荐服用量，不建议过量服用，如果不慎服用过量也无须过分担心，可以多喝白开水，如果有其他不适症状需要及时就医。

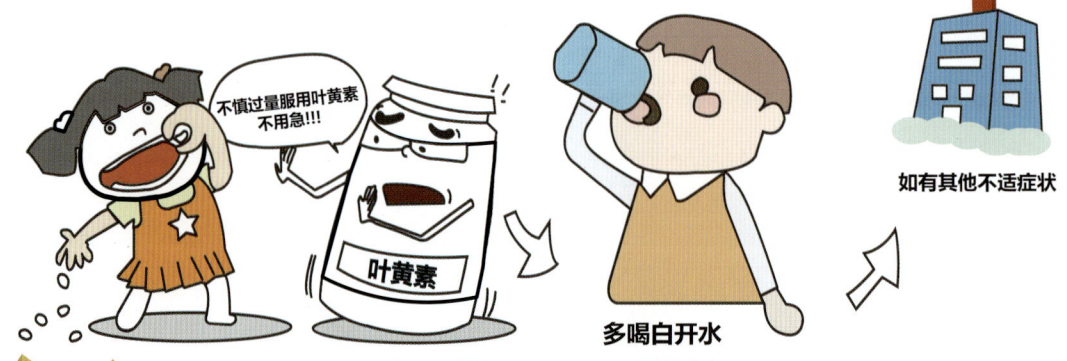

医者说 085 患者问：服用叶黄素过程中是否会出现皮肤黄染现象？

一般情况下长期服用叶黄素类产品是不会导致皮肤发黄的，如果出现皮肤发黄首先要检查肝功能是否正常，可以通过化验血液排除黄疸型肝炎，如果各项指标正常，可以保持多喝水多吃蔬菜、水果，停用一段时间叶黄素类产品。临床上偶尔有关于服用长期（36个月以上）叶黄素类产品导致皮肤黄染的现象，停药后自行消失。

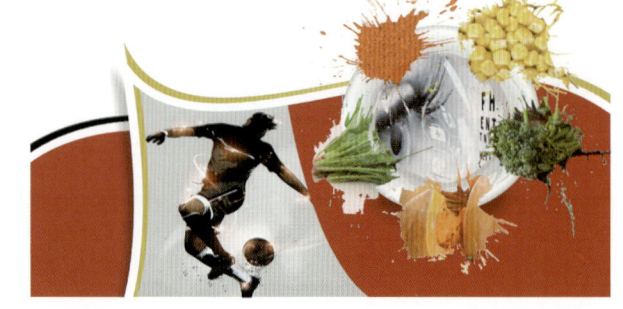

医者说 086 患者问：叶黄素为什么有的是咀嚼片，有的是软胶囊？有什么区别？

软胶囊是用食用明胶作为包衣，需要在胃酸作用溶解后部分在胃部吸收，部分在小肠吸收，从吸收率来看远远低于咀嚼片剂型。另外，明胶在高温下容易软化而出现粘连，夏季不易保存，近年来也发生过使用工业明胶代替食用明胶的违法案例。

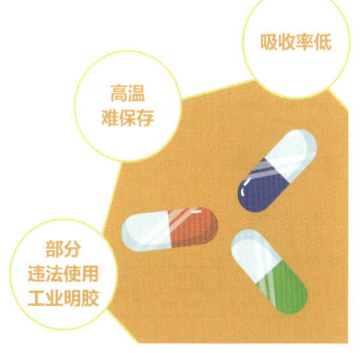

咀嚼片剂型利于吸收：咀嚼时间首先在口腔崩解，在唾液蛋白酶作用下在口腔进行第一重吸收，然后进入胃脘部在胃液作用下由胃黏膜进行第二重吸收，之后随着胃的蠕动进入小肠，开始小肠的消化，由于胰液、小肠液及胆汁的化学性消化作用以及小肠运动的机械性消化作用，剩余的营养物质也大部分在小肠被吸收。

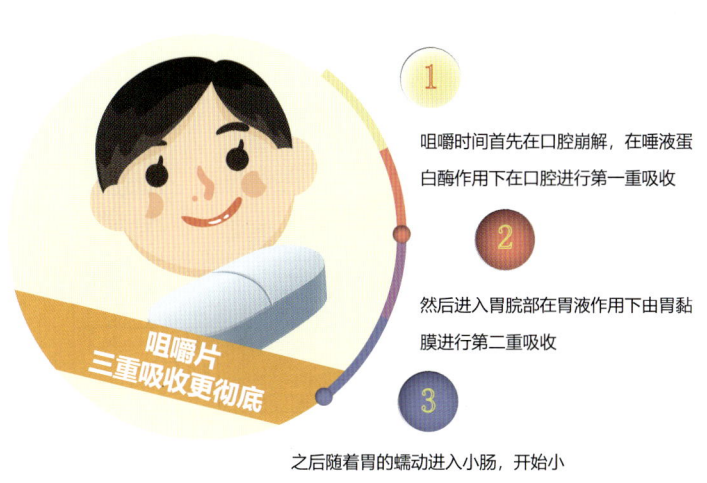

1. 咀嚼时间首先在口腔崩解，在唾液蛋白酶作用下在口腔进行第一重吸收
2. 然后进入胃脘部在胃液作用下由胃黏膜进行第二重吸收
3. 之后随着胃的蠕动进入小肠，开始小肠的消化，进行第三重吸收

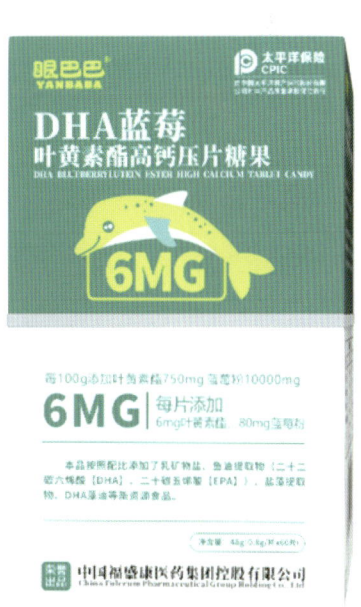

087 患者问:儿童验光为什么要使用睫状肌麻痹剂散瞳?

睫状肌麻痹验光就是我们通常所讲散瞳验光。散瞳的目的主要有两个,一是麻痹睫状肌,放松调节痉挛可以得到准确的屈光度,同时检测是否存在假性近视。即使是已经近视多年的患者也可能存在调节痉挛的部分,也就是我们说的混合性近视。二是散大瞳孔可以更好更全面地进行眼底检查。

同时儿童青少年调节力都比较强,近视发生时均有不同程度的睫状肌痉挛,为了得到准确的屈光度,在条件允许的情况下散瞳是很有必要的。

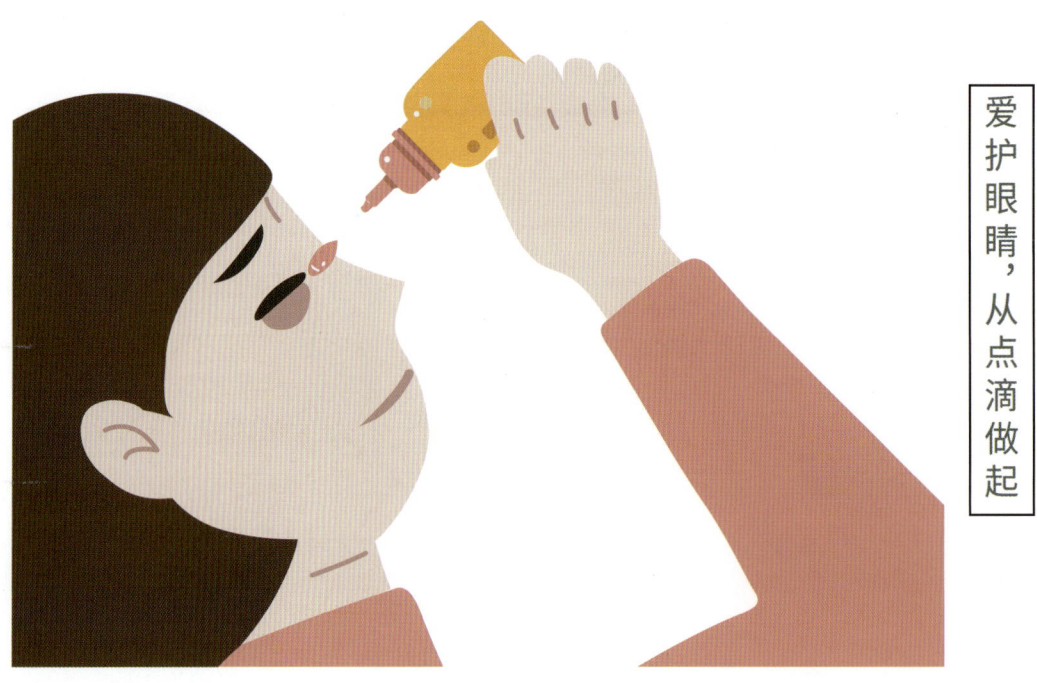

爱护眼睛,从点滴做起

088 患者问：叶黄素为什么有的是压片糖果，有的是国食健字？有什么区别？

医者说

压片糖果属于普通食品级别，根据国家规定不得宣传功效和疗效，所选取配料为国家卫健委和食品药品监督管理局规定的药食同源品种和新资源食品，目录内的品种是既可以作药品又可以作食品的品种，既有药品的功效属性又具备食品的安全属性，不用担心长时间服用对身体产生毒副作用，如大枣、山药、蜂蜜、核桃、黑芝麻等。

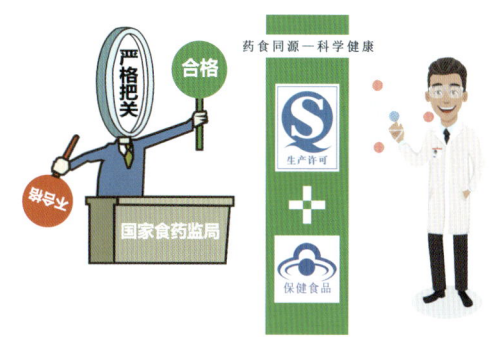

国食健字属于国家食品药品监督管理局批准生产的具有保健功效或者营养补充剂功效的品种，原料选择有一定的范围和限制，可以在批准范围内宣传功效，但是对于服用周期和服用量有一定的要求。

089 患者问：叶黄素的服用周期是多长？

医者说

考虑到叶黄素类产品生物纯度、人体吸收率、眼部组织的利用率、不同的服用目的，作为预防和防控服用周期建议每次5~6个月，作为疾病治疗过程中食用建议配合疾病治疗的整个过程。

叶黄素的服用周期

- 01 产品生物纯度
- 02 眼部组织利用率
- 03 不同服用目的
- 04 人体吸收率

预防防控 建议5~6个月

疾病治疗 建议食用疾病治疗的整个过程

近视防控100问

医者说 090 患者问：配戴眼镜后看东西头晕或者有不适感，说适应一下就好了，这是正常的吗？

是正常的，眼镜的验配处方是根据眼睛的数据测验而来，正常应该是戴上不需要适应的，但每个人适应能力不同，部分人初期会有头晕等不适感。验配参数不适合戴上肯定会有不适感。人眼的代偿能力又是很强的，当眼镜不适合眼睛时，眼睛会动用功能代偿来适应不合适的眼镜，就会导致某些视功能过度使用产生视疲劳。罗敦司得应用镜眼技术根据所选镜架镜片的不同，结合顾客配戴时的前倾角、镜眼距、镜架面弯、戴镜习惯等参数给出最优戴镜处方，让眼镜来适应眼睛，还原最真实的视物感受。

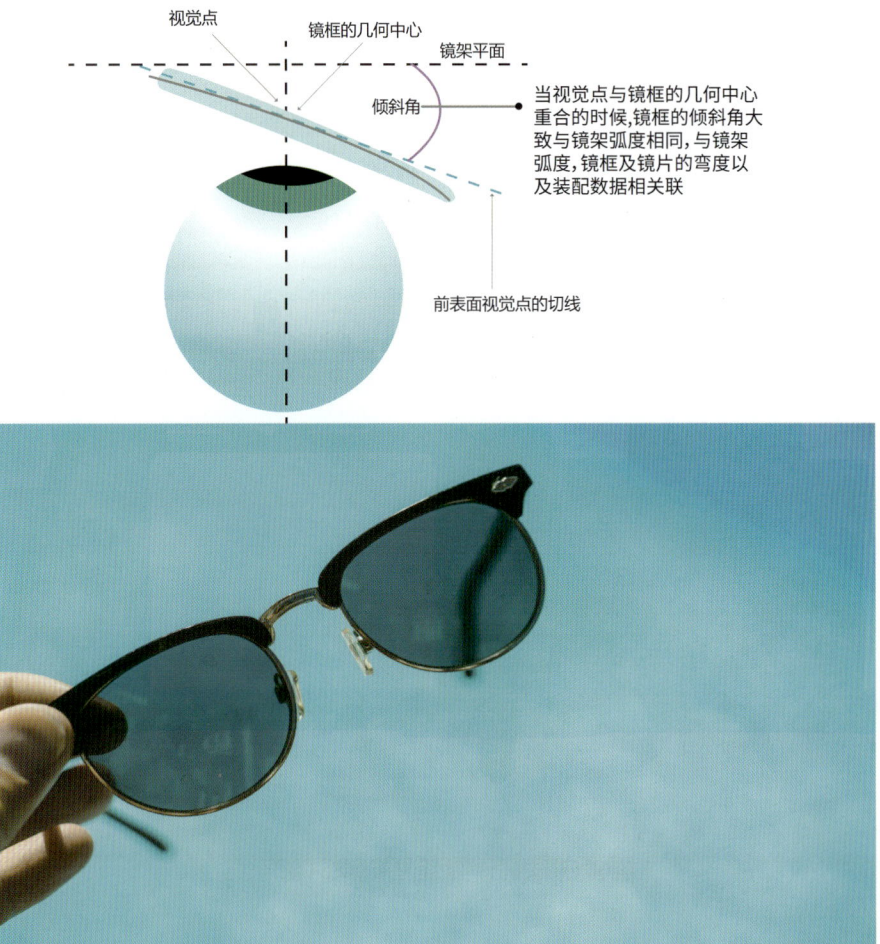

医者说 091 患者问：白天戴镜视力正常，晚上开车时间视力明显下降，甚至模糊不清是怎么回事？

因为白天和晚上视物最大的区别是光线的变化，眼睛在视物的过程中瞳孔由小变大，高阶像差中的球差增大，视物清晰度下降，夜晚灯光较多，瞳孔变大后，衍射较重，眼底像差增大，视物清晰度下降。大瞳时光学成像较小瞳时相差非常大，就会导致白天视物清晰晚上模糊的现象。罗敦司得安途镜片采用瞳孔优化技术（使眼睛在各光线距离下视物逐点清晰，消除球差）、高阶像差消除技术（彗差），可以使12%底色使进入眼底眩光最少，可以有效解决这一问题。

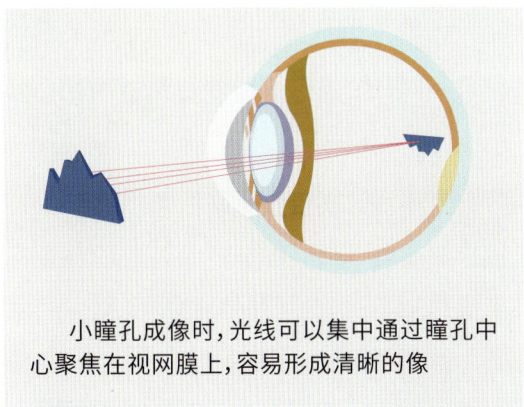

小瞳孔成像时，光线可以集中通过瞳孔中心聚焦在视网膜上，容易形成清晰的像

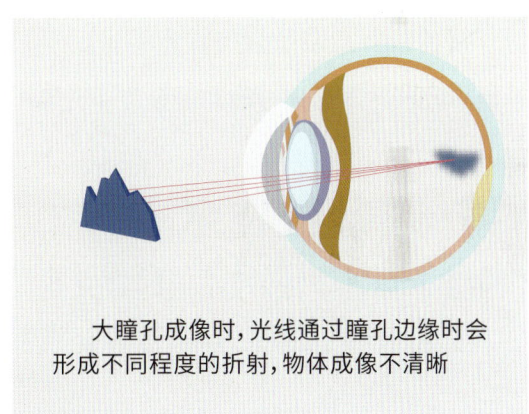

大瞳孔成像时，光线通过瞳孔边缘时会形成不同程度的折射，物体成像不清晰

配戴罗敦司得安途镜片前

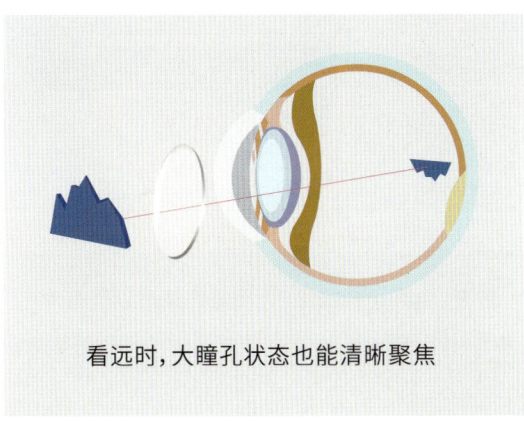

看远时，大瞳孔状态也能清晰聚焦

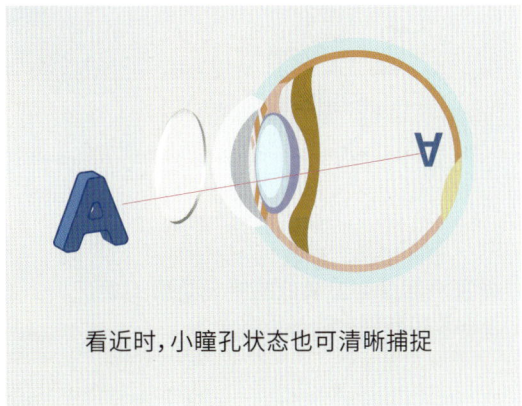

看近时，小瞳孔状态也可清晰捕捉

配戴罗敦司得安途镜片后

近视防控100问

医者说 092 患者问：有高度散光，看远时视力正常，看近时眼睛疲劳是怎么回事？

因为视近时散光轴位和度数发生改变，但镜片上未做相应变化，导致视物重影，像差严重，人眼在近用使用调节的基础上，再调动调节去弥补像差，就会产生严重视疲劳。验光时给出的散光轴位为远用静止轴位，当戴镜之后，患者看远时眼球运动牵拉角膜变形，轴位发生改变，但传统镜片上做的只有一个轴位，视远周边出现模糊，视近时，眼睛内转，轴位和度数皆有改变，镜片上也应跟随人眼变化而改变，但传统镜片无法在同一个镜片上做不同的散光度数和轴位，就会出现看远时视力正常，看近时眼睛疲劳的现象。

目前只有镜眼系统技术能将远近不同的散光度数和轴位做到同一只镜片上，解决看远看近不同状态下散光度数和轴位发生改变的情况，这也是业界内"有散光配罗敦司得"的由来。

镜·眼系统技术

· 遵循利斯廷定律，对视近时散光变化加以修正
· 有效提升中近视觉效果，提升舒视性，扩大视野

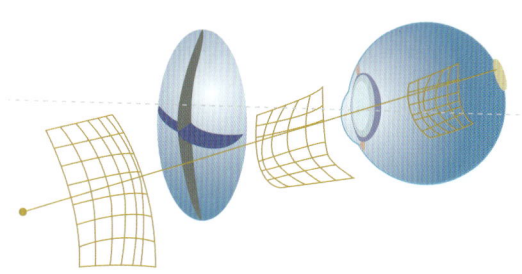

若不遵循利斯廷（Listing's Law），散光镜片形成的波前像差将无法得到矫正，从而影响戴镜者的视觉感受

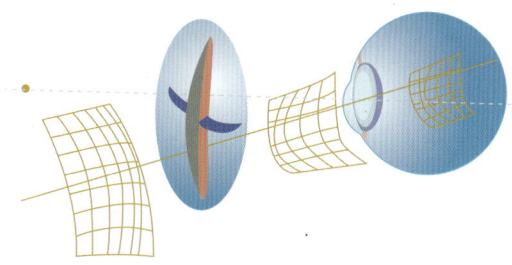

应用镜·眼系统技术，可有效矫正这一像差，让戴镜者的中、近视觉效果得到提升

近视防控100问

医者说 093 患者问：瞳距对配镜重要吗？两个眼的瞳距一样吗？如果配错瞳距会怎么样？

瞳距对配镜非常重要，大多数人的单眼瞳距都是不一样的，如果配错瞳距，会导致光学中心偏离瞳孔中心，视物清晰度下降，通过镜片视物时出现微棱镜，对眼位和集合产生影响。验光师在下处方时要细心测量单眼瞳距，配镜时镜片中心和瞳孔中心尽量吻合，确保视物清晰度，单眼瞳距偏差较大的人群，两眼在视近时使用的集合是不一样的，两只眼产生的棱镜量也不同，对眼位有影响，视近易产生视疲劳，因此，配镜时应严格按照配镜者的单眼瞳距，左右互配优化，在此基础上优化整体处方，最大限度减少视物时的微棱镜影响，例如罗敦司得镜片M系开始，适合单眼瞳距不一致人群（单眼瞳距优化，整体处方优化）。

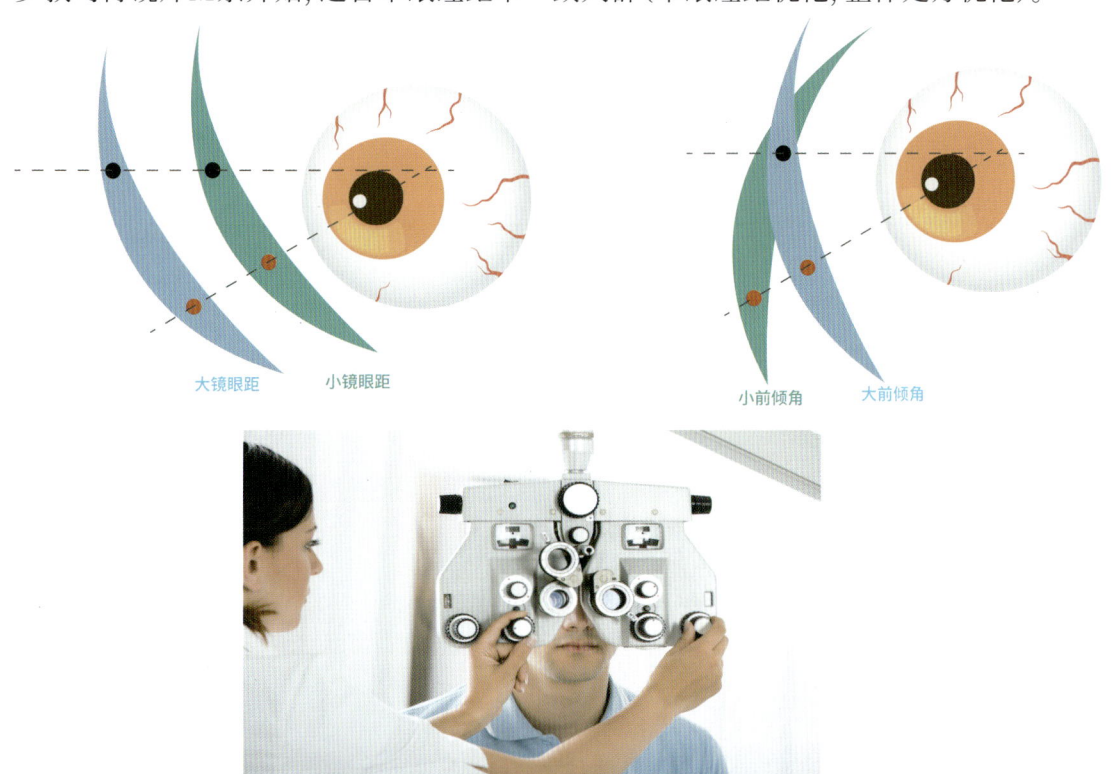

大镜眼距　小镜眼距　　　　　小前倾角　大前倾角

近视防控100问

医者说 094 患者问：如果眼睛有近视、散光、斜视，应该如何配镜才能避免视疲劳？

近视需要球镜矫正、散光需要柱镜矫正、斜视需要棱镜矫正，如果使用到不同距离的用眼还要考虑下加光、远近瞳距、远近不同距离下散光度数和轴位的变化，如果不进行处方优化，受高阶像差影响产生的成像效果将大大影响视觉质量，只有将远近散光度数和轴位做到同一只镜片上并且附加棱镜和下加光，方可获得良好的视觉质量。罗敦司得安视怡对于散光远近不同的处理，可以解决这一问题。

高阶像差消除技术

· 能减少镜片周边区域像差造成的视觉模糊
· 减少高阶像差对视觉的影响
· 提升视物清晰度、扩大视野

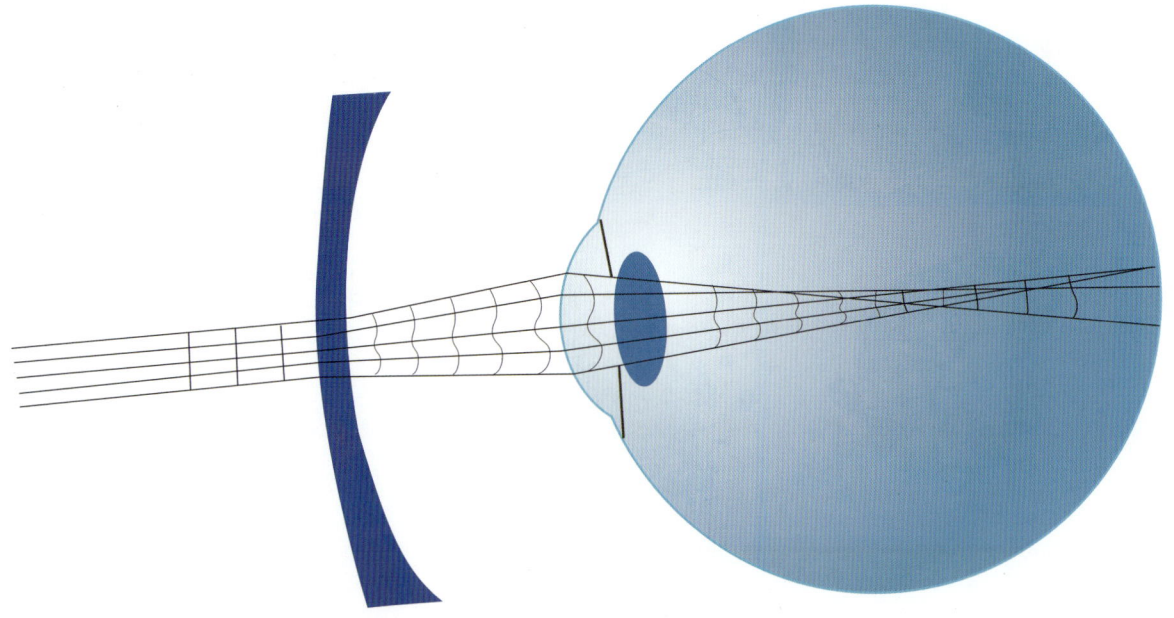

近视防控100问

医者说 095

患者问：验光时插片试戴是清晰的，为什么同样度数配出来的眼睛戴上不舒服？

因为插片时的前倾角、面弯、镜眼距、镜片视野与配好的眼镜都有不同，例如，验光时常常前倾角0，面弯0，镜眼距12 mm，但镜架的面弯在5度左右，前倾角在10~15度，镜眼距也与验光时不同，插片时度数放入试镜架的卡槽不一样也会导致矫正效果有偏差，焦度计测量与人眼戴镜之间的差异也导致舒适度低。所以，戴镜会出现不适，需要眼睛去适应眼镜，处方优化技术的应用，使所有数据均根据顾客真实数据测量，根据顾客配戴习惯调整镜片最优结果，以确保镜片配戴效果最优，这也是罗敦司得让眼镜去适应眼睛的重要视觉理念。

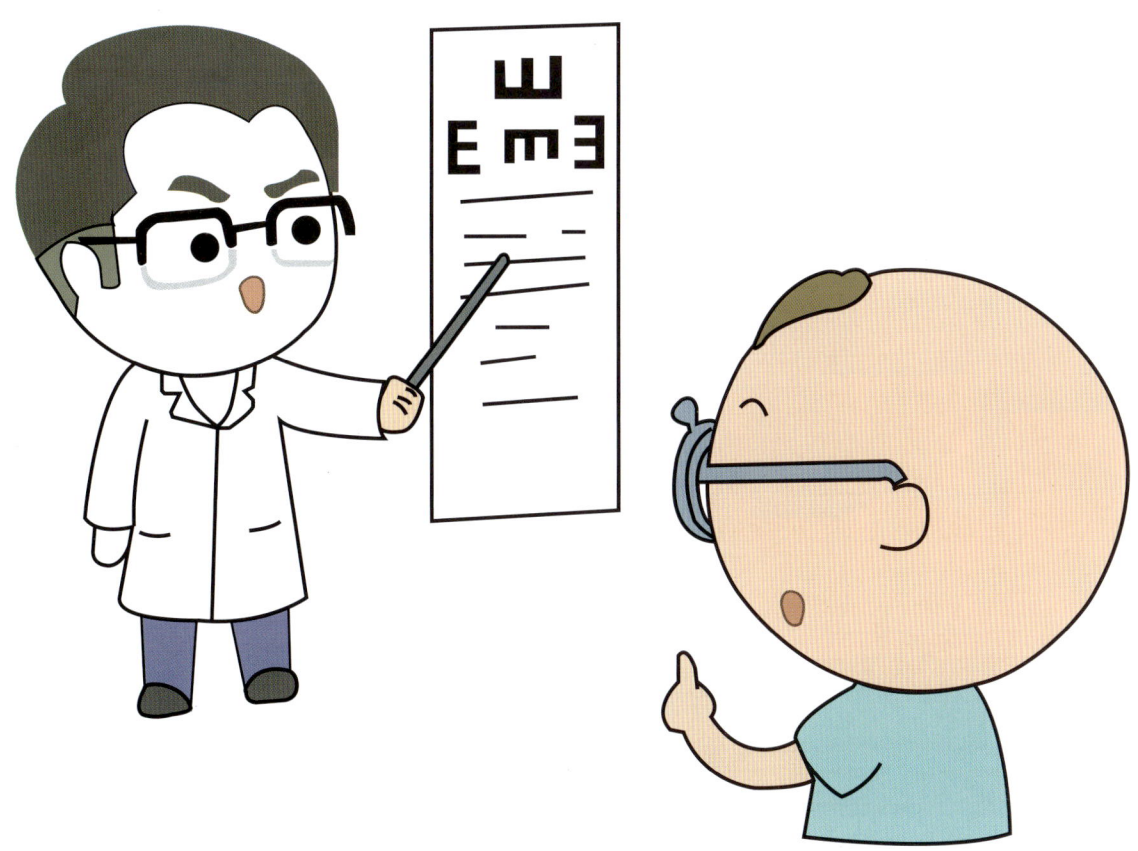

近视防控100问

医者说 096 患者问：眼贴的原理是什么？对近视防控有没有作用？

贴敷疗法是中医外治方法之一，起源于鲜药应用，马王堆汉墓出土《五十二病方》中外用方就有70多首。中医治疗眼疾多采用贴敷疗法，如《银海精微》《审视瑶函》《外科正宗》中都有将药物捣烂、磨粉或磨成浓汁敷于眼部治疗眼疾的外用方法。眼贴作为传统中医常用外治方法的中药贴敷疗法，是以中医理论为基础，根据经络学说，通过经络刺激与药物作用，疏通经络气血，从而达到预防和治疗疾病的目的。现代研究表明，穴位贴敷疗法具有药物离子经透皮吸收和经穴位持续刺激的双重作用，通过随机对照双盲试验，也证明了中药眼贴贴敷后有助于减轻视频终端造成的视疲劳。

现代眼贴多按照一类医疗器械中的医用冷敷贴进行报批注册和销售，对于长时间近距离用眼导致的视疲劳具有缓解作用，可以用于近视防控的辅助使用，市面上大家比较认可和常见的比如视达舒医用冷敷贴、眼巴巴眼贴等。

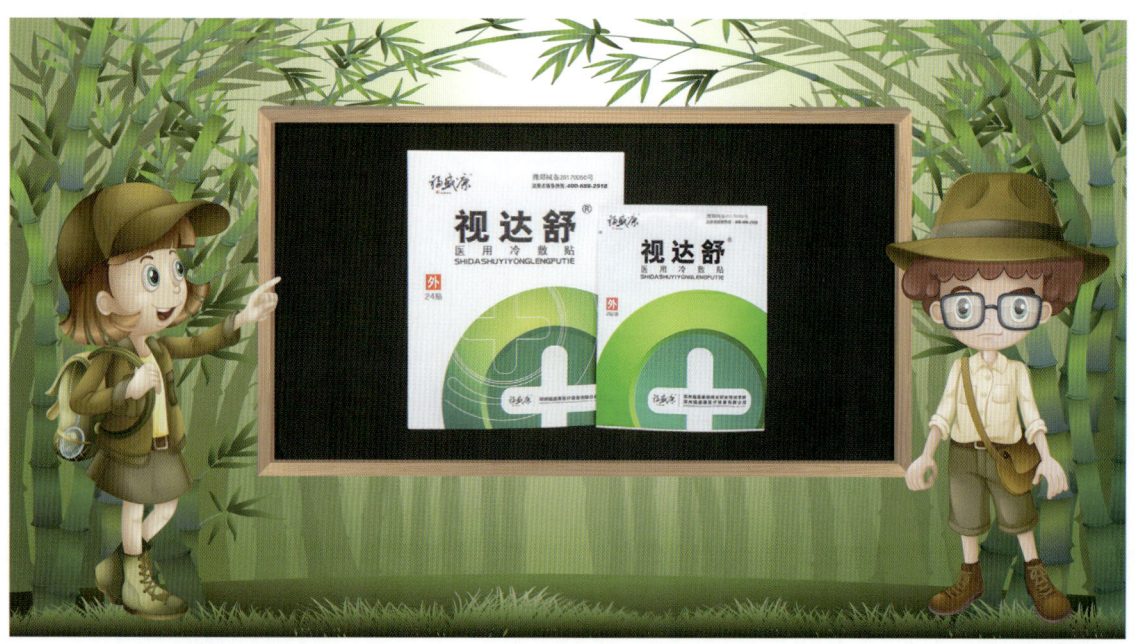

近视防控100问

医者说 097 患者问：中医眼部按摩有用吗？眼部按摩膏的原理是什么？

按摩就是中医上的推拿，用手在人体的经络、穴位上用推、拿、提、捏、揉等手法进行治疗。是一种非药物的自然疗法、物理疗法。通常是指医者运用自己的双手作用于病患的体表、受伤的部位、不适的所在、特定的腧穴、疼痛的地方，具体运用推、拿、按、摩、揉、捏、点、拍等形式多样的手法和力道，以期达到疏通经络、推行气血、扶伤止痛、祛邪扶正、调和阴阳、延长寿命的疗效，中医眼部按摩对于缓解视疲劳、假性近视的治疗是有作用的。

孙思邈提出的"消未起之患，治未病之疾，医之无事之前"中医药治未病理念，在按摩的同时辅以中药植物提取的有效物质作为按摩介质，既可以起到按摩时的润滑作用，又可以通过按摩手法促使有效成分被眼部穴位吸收，从而起到疏通经络和调节气血的作用。

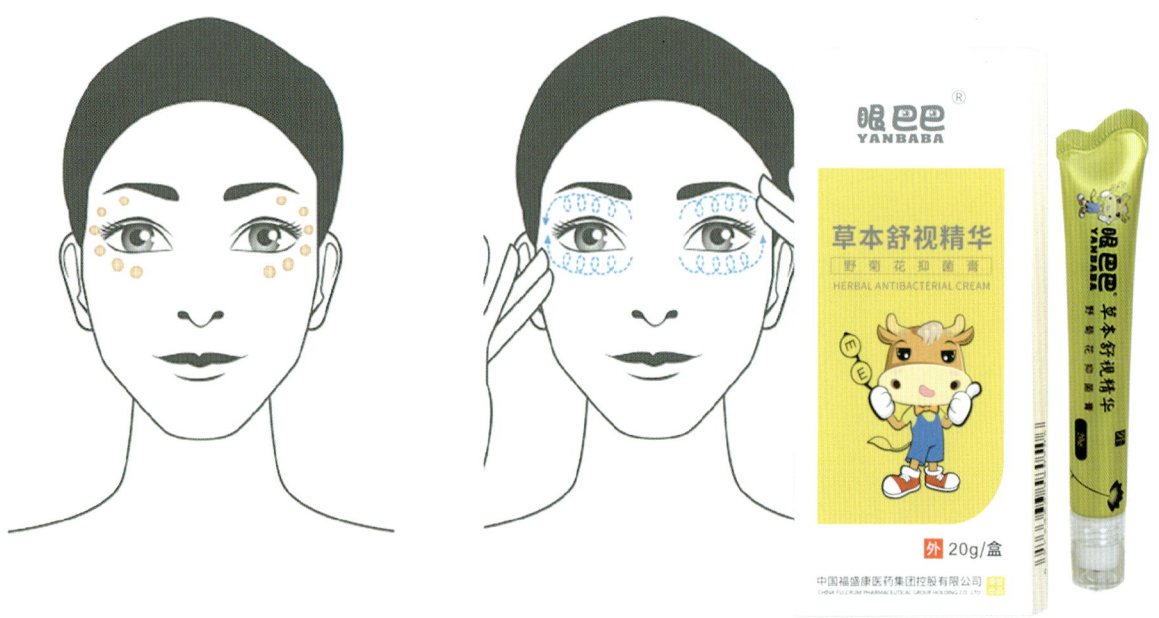

近视防控100问

医者说 098 患者问：干眼有哪些危害？

目前我国干眼患病人数达3.6亿，占眼科门诊患者的30%以上。干眼是一种多因素引起的慢性眼表疾病，是以眼睛干涩为主要症状的泪液分泌障碍性疾病，其本质是由泪液的质、量及动力学异常引起的泪膜不稳定或眼表微环境失衡，常伴有眼部异物感、烧灼感、眼痒、疼痛、眼红、视疲劳、视物模糊、视力波动等不适症状。干眼除引起眼部不适外，对患者视觉质量、生活质量和心理健康亦有重要的影响。

在视觉质量方面，干眼患者泪膜不稳定，产生高阶像差，导致视觉质量下降；在生活质量方面，干眼可引起眼干、异物感、畏光和流泪等不适感，亦可引起疼痛和刺激感，这些不适感使患者生活和工作体验感下降，影响眼部及全身健康并对生活质量造成严重影响；在心理健康方面，干眼患者常因自觉视物不适而引起生活质量下降，且干眼可引起神经性疾病和慢性疼痛，对患者的生活质量、身体功能、日常活动和工作带来负面影响，最终导致抑郁和(或)焦虑。由于干眼患者的数量巨大，而且随着社会人口老龄化以及视频终端设备的广泛普及，干眼患病率呈快速增长状态，其总体对于社会发展和经济发展的影响不容忽视。

摘自《实用干眼诊疗学》

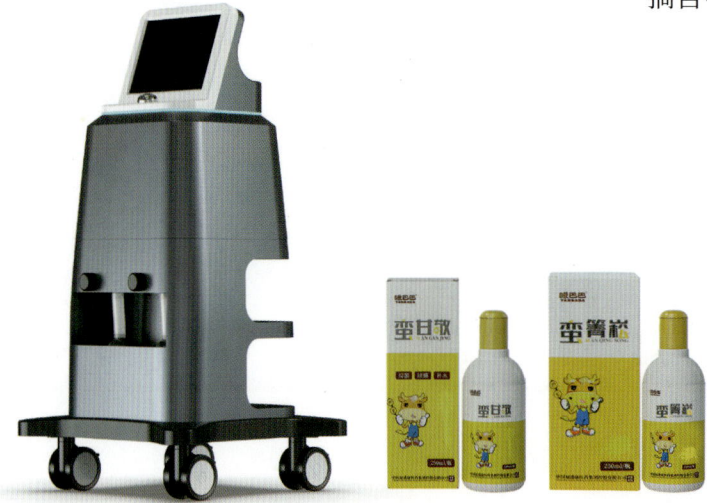

099 患者问：护眼灯有用吗？如何选择护眼灯？

护眼灯区别于传统的照明台灯，一台理想的护眼灯要有无频闪、无辐射、照度均匀、亮度达标、色温符合视觉生理学要求、自然显示指数高、能根据外界光线强弱进行恒定照明、防蓝光、防紫外光及有害光线、定时提醒等功能。

合格的护眼灯可以减少光线对眼睛带来的伤害，其自然显示指数、色彩还原能力、照度、色温、光谱结构等更加接近大自然中的太阳光，福盛康集团新研发的护眼灯符合上述要求，更是采用侧发光设计和均匀发光技术，不失为一款理想的护眼灯具。

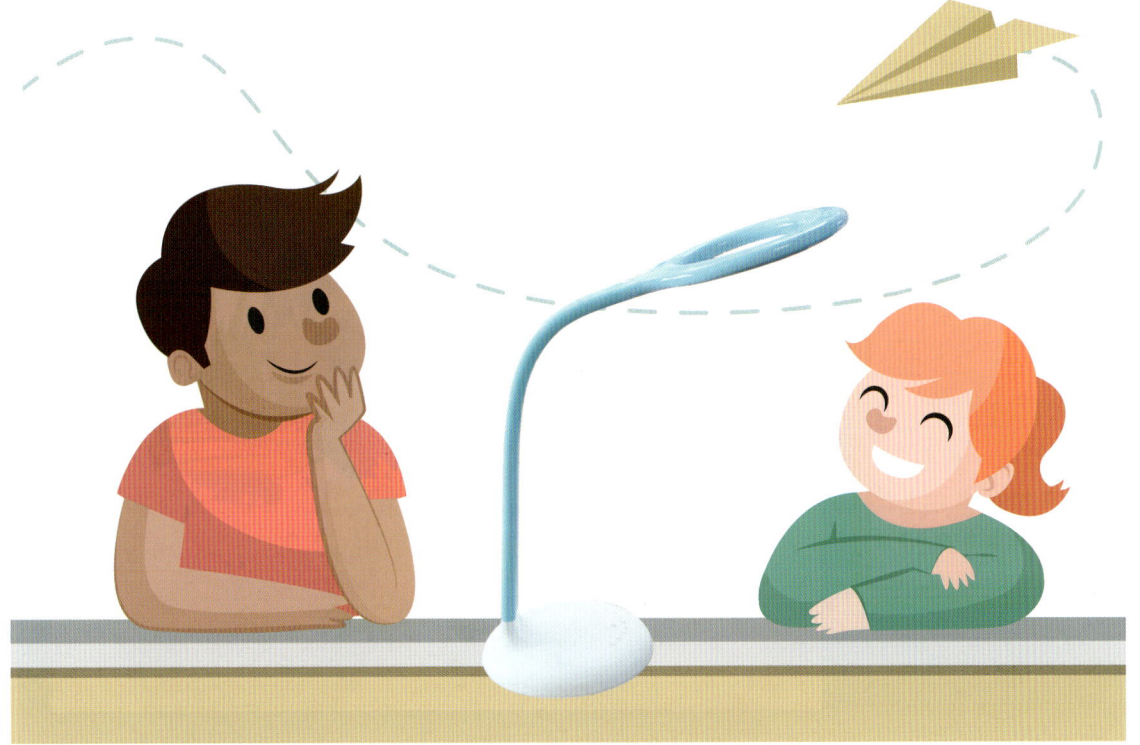

近视防控100问

医者说 100　患者问：眼镜店、视光中心、眼科的区别是什么？近视了应该去哪里？

眼镜店顾名思义是配眼镜的地方，主要解决屈光不正的问题也就是看不清的问题，视光中心主要解决视功能异常的问题，主要处理由于视功能异常导致的视觉障碍以及视觉质量下降的问题，眼科主要解决的是眼病问题，所以如果是单纯的配镜要求眼镜店就可以满足，但是如果涉及视疲劳、近视度数加深过快、弱视康复等问题应该到视光中心解决，如果是涉及青光眼、白内障、眼底变性等眼病问题，应该去眼科解决。

近几年我国视光事业发展迅速，在百花齐放的同时也有良莠不齐的现象出现，市场上也出现了真性近视摘镜、七天治散光等违背科学的虚假宣传问题，所以对近视的防控需要我们科学客观地对待，作为家长要从改变孩子的用眼习惯做起，作为医生及视光从业人员更要尊重客观事实和科学规律，不急功近利，不虚假宣传，不忘从业的初心和良知。

福盛康集团视光中心包含模块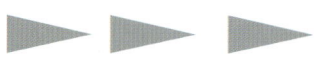

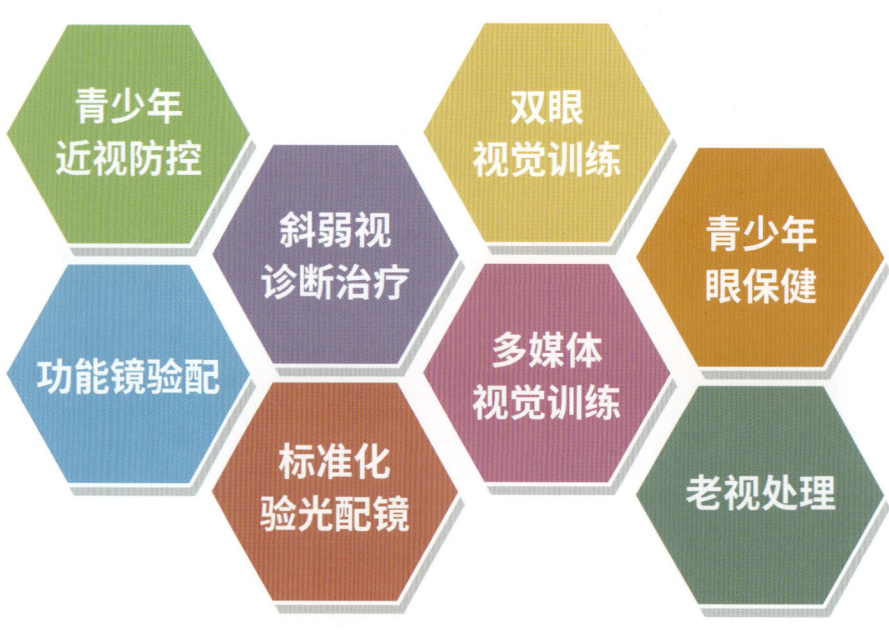

附录一

儿童青少年屈光健康档案（一）

■ 基本资料

建档日期：＿＿＿＿＿＿＿＿＿＿＿＿ 档案号：＿＿＿＿＿＿＿＿＿

姓名：　　　　　性别：　　年龄：　　出生日期：

家庭住址：　　　　　　　　　　　　电话：

学校班级：　　　　　　　　　　　　身高：　　cm 体重：　　kg

父亲身高：　　　　　母亲身高：

视力 裸眼 右眼：　　左眼：　　裸眼 右眼：　　左眼：　　戴镜 右眼：　　左眼：

主　诉

现病史 (近视发病年龄)

戴镜史　右眼光度　　　　　左眼光度

配镜时间：　　　　眼镜类型：　　　　戴镜方式：

既往史
- □ 眼病史
- □ 全身病史
- □ 手术史
- □ 近视进展史
- □ 近视控制治疗史

家族史 父系屈光：＿＿＿＿＿＿＿＿11　母系屈光：＿＿＿＿＿＿＿1

出生史 □ 足月　□ 早产（　　周）　□ 吸氧史
　　　　　□ 遗传病史

个人史
- □ 近用眼习惯
- □ 日常户外时间
- □ 日常睡眠时间
- □ 几岁开始识文写字

其他

电脑验光单
（粘贴处）

医师/视光师：

儿童青少年屈光健康档案（二）

■ 基本资料

建档日期：_____　　　档案号：_____

姓名：_____　性别：_____　年龄：_____　出生日期：_____

家庭住址：_____　电话：_____

学校班级：_____　身高：_____ cm　体重：_____ kg

父亲身高：_____　母亲身高：_____

视力　裸眼 右眼：_____　左眼：_____　裸眼 右眼：_____　左眼：_____　戴镜 右眼：_____　左眼：_____

主　诉　_____

现病史（近视发病年龄）_____

戴镜史　右眼光度 _____　左眼光度 _____

　　　　配镜时间：_____　眼镜类型：_____　戴镜方式：_____

既往史　□ 眼病史
　　　　□ 全身病史
　　　　□ 手术史
　　　　□ 近视进展史
　　　　□ 近视控制治疗史

家族史　父系屈光：_____ 11　母系屈光：_____ 1

出生史　□ 足月　□ 早产（　　周）　□ 吸氧史
　　　　□ 遗传病史

个人史　□ 近用眼习惯
　　　　□ 日常户外时间
　　　　□ 日常睡眠时间
　　　　□ 几岁开始识文写字

其他　_____

电脑验光单
（粘贴处）

医师/视光师：_____

儿童青少年屈光健康档案（三）

■ 眼科检查

姓名：_____　　　日期：_____　　　档案号：_____

项目	右眼	左眼
眼压		
眼位		
眼睑结膜	睑板腺： 睫毛： 眼睑张力： **结膜：充血　　粗糙**	睑板腺： 睫毛： 眼睑张力： **结膜：充血　　粗糙**
泪液泪器	FBUT：　　　Schirmer Test： LTMH： **泪器**：	FBUT：　　　Schirmer Test： LTMH： **泪器**：
角膜		
前房		
虹膜瞳孔		
晶状体		
眼底	**视盘**： **血管**： **视网膜**： **黄斑**：	**视盘**： **血管**： **视网膜**： **黄斑**：
特殊检查		
角膜地形图	K1:　　K2:　　Simk: Kf:　　Ks:　　Es/Em:	K1:　　K2: Simk:
眼生物测量	AL:　　CCT:　　ACD: LT:　　VT:　　K1/K2:	AL:　　CCT:　　ACD: LT:　　VT:　　K1/K2:

其他_____

医师/视光师：_____

近视防控100问

儿童青少年屈光健康档案（四）

■ 视光学检查

姓名：_____ 日期：_____ 档案号：_____

项目	检查内容		正常值
曲率	右眼：	左眼：	平均43.5
客观验光	电脑 右眼：_____ 左眼：_____ 注：□小瞳 □散瞳（　　）	检影 右眼：_____ 左眼：_____ 注：□小瞳 □散瞳（　　）	详见儿童视觉发育屈光与视力正常参考值
主观验光	右眼：_____ 左眼：_____		
	远瞳距： 近瞳距： 正附加：		
	双视功能		
W4D	□4点(圆点呈红/绿/红绿交替) □2红点 □3绿点 □5点(2红2绿)		4点

调节检测		AMP	BCC	FLP	NRA	PRA	
	OD						AMP≥15-y/4
	OS						BCC 0~+0.75 BAF≥8 MAF≥12
	OU						NRA+1.75~+2.50
	备注						PRA-1.75~-3.00

聚散与眼球运动	隐斜	水平：	加+1D：	加-1D：	HP/LP 0~2/0~6
		垂直：	AC/A 梯度性：	计算性：	VP/VP' 0/0 NPC 破裂点3±4 恢复点5±5 AC/A 3-5（梯度性）
	BI：	/	/	BI'	BI X/5-9/3-5 BO 7-11/15-23/8-12
	BO：	/	/	BO'	BI' 11-15或 X/19-23/10-16 BO' 14-破裂或 模糊/18-24/7-15
	NPC破裂点：	恢复点：			

同视机	同时视画片_____, □裸眼 □戴镜 自觉斜角_____, 他觉斜角_____
	融合点：_____ 融合画片：_____ /
	融合范围：_____ /
	立体视：_____ / REF　　　　　　　　　　LEF

试镜（框镜处方） R _____ PD _____
　　　　　　　　 L _____ ADD _____

医师/视光师：_____

附录二

近视防治指南

中华人民共和国卫生健康委员会 颁布

近年来,中国近视发生率呈上升趋势,近视已成为影响国民尤其是青少年眼健康的重大公共卫生问题。流行病学调查发现,病理性近视视网膜病变已成为中国不可逆性致盲眼病的主要原因之一。为做好近视的防治工作,制定本指南。

一、近视的定义、分类、临床表现和诊断要点

（一）定义

人眼在调节放松状态下,平行光线经眼球屈光系统后聚焦在视网膜之前,称为近视。

（二）分类

1. 根据屈光成分分类

（1）屈光性近视：主要由于角膜或晶状体曲率过大或各屈光成分之间组合异常,屈光力超出正常范围,而眼轴长度基本在正常范围。

（2）轴性近视：由于眼轴延长,眼轴长度超出正常范围,角膜和晶状体等眼其他屈光成分基本在正常范围。

2. 根据病程进展和病理变化分类

（1）单纯性近视：大部分患者的眼底无病理变化,进展缓慢,用适当的镜片即可将视力矫正至正常,其他视功能指标多属正常。

（2）病理性近视：视功能明显受损,远视力矫正多不理想,近视力亦可异常,可发生程度不等的眼底病变,如近视弧形斑、豹纹状眼底、黄斑部出血或形成新生血管膜,可发生形状不规则的白色萎缩斑,或有色素沉着呈圆形黑色斑（Fuchs斑）；视网膜周边部格子样变性、囊样变性；在年龄较轻时出现玻璃体液化、混浊和玻璃体后脱离等。与正常人相比,发生视网膜脱离、撕裂、裂孔、黄斑出血、新生血管和开角型青光眼的危险性要大得多。常由于眼球前后径变长,眼球较突出,眼球后极部扩张,形成后巩膜葡萄肿。伴有上述临床表现者为病理性近视。

3. 根据近视度数分类：低度近视-0.50D～3.00D；中度近视-3.25D～6.00D；高度近视＞-6.00D。

（三）临床表现与诊断要点

需要综合考虑视觉症状、屈光度和屈光成分等，还要考虑到双眼视功能、近视性质、近视进展速度以及近视并发症等，具体如下：

1. 远距离视物模糊，近距离视力好，初期常有远距离视力波动，注视远处物体时眯眼。
2. 通过客观验光和主觉验光确定近视，并确定度数。
3. 近视度数较高者，除远视力差外，常伴有夜间视力差、飞蚊症、漂浮物、闪光感等症状，并可发生程度不等的眼底改变。

二、近视的影响因素及预防

（一）环境因素

1. 近距离工作：近距离工作被公认为是影响近视发生发展的危险因素，与近视的发展呈正相关。除了近距离工作的总量外，近距离工作持续时间（＞45分钟）、阅读距离近（＜33cm）等也是近视的重要危险因素。
2. 户外活动：户外活动时间与近视的发病率和进展量呈负相关，是近视的一种保护因素。因此，提倡在学龄前如幼儿园时期就开始增加户外活动时间，有条件的地方鼓励每天增加户外活动1小时。
3. 读写习惯：不良读写习惯是近视的危险因素。写字时歪头、握笔时指尖距笔尖近（＜2cm）的青少年近视患病率较高。应培养良好的读写习惯，握笔的指尖离笔尖一寸（3.3cm）、胸部离桌子一拳（6～7cm），书本离眼一尺（33cm），保持读写坐姿端正，不在行走、坐车或躺卧时阅读。
4. 采光照明：读写应在采光良好、照明充足的环境中进行，桌面的平均照度值不应低于300勒克斯（lux），并结合工作类别和阅读字体大小进行调整，以避免眩光和视疲劳等。
5. 眼保健操：眼保健操可让眼睛放松。临床研究表明，做眼保健操相比不做眼保健操可以减少调节迟滞，改善主观视疲劳感受，从而有助于控制近视。
6. 其他：近视发生发展的其他环境因素可能还包括营养、睡眠时间、微量元素、电子产品的使用等。

（二）遗传因素

对于单纯的低中度近视者，基因与环境共同作用导致近视的进展。父母近视的青少年发生近视的风险明显增大，而且与父母近视的度数呈正相关。目前已有较多近视相关基因的家系研究、双生子研究及群体遗传学研究。对于高度近视，尤其是病理性近视者，遗传因素的作用更为明显。

因此近视的父母应该更注意让孩子避免容易发生近视的环境因素。

三、近视的相关检查

从幼儿园时期，应定期检查孩子的视力、屈光度、眼轴长度、角膜曲率和眼底等，建立儿童眼屈光发育档案，有助于早期发现视力不良、有近视倾向和已近视的儿童，从而分档管理并制定相应干预措施。对于有高度近视家族史的儿童应加强定期随访，进行重点防控。

（一）一般检查

1. 视力检查：视力检查是发现近视的第一步，通过视力检查，可以简便迅速地将可疑近视与正常人区别开。视力检查应在中等光亮度下进行，检查室的光线应较暗为宜。如采用后照法（视力表灯箱、投影或视频视力表），建议标准视力表亮度为$80\sim 320\,cd/m^2$。目前，视力表亮度为$160\,cd/m^2$作为使用标准而广泛应用。由于在各种不同的投影机、灯箱和视频显示系统中很难得到一个确定的亮度，临床上以$80\sim 320\,cd/m^2$作为检测视力表的亮度可能是比较合理和实用的。如采用直接照明法（印刷视力表），建议照度为$200\sim 700\,lux$。根据选用的视力表规定来设定检查距离。测量时遮盖对侧眼，注意不要眯眼、不要压迫被遮盖眼。一般先查右眼后查左眼。检查时，让被检查者先看清最大一行视标，如能辨认，则自上而下，由大至小，逐级将较小视标指给被检查者看，直至查出能清楚辨认的最小一行视标，至少能辨认出1行中的3个视标记录为准确结果。被检查者读出每个视标的时间不得超过5秒。如估计被检查者视力尚佳，则不必由最大一行视标查起，可酌情由较小行开始。记录和表达视力时，应当标注所用的视力表类型。

学龄前儿童视力检查界值必须考虑年龄因素，中华医学会眼科学分会斜视弱视学组提出，将不同年龄组儿童的正常视力参考值下限定为：3～5岁0.5，6岁以上0.7。6岁以上的学龄期儿童，裸眼视力如果低于小数视力0.5（即LogMAR视力0.3），是怀疑屈光异常的标准。总之，裸眼视力低于同年龄正常儿童的视力下限要怀疑屈光不正（近视、远视、散光）甚至弱视。

2. 裂隙灯检查：了解眼睑、结膜、角膜、虹膜、前房、瞳孔和晶状体等情况。

3. 眼底检查：眼底检查包括彩色眼底照相、直接检眼镜检查、间接检眼镜检查等。彩色眼底照相拍摄标准为应当以视盘与黄斑的中间点为中心，曝光适中，对焦清晰。屈光度大于-3.00DS者或视网膜有近视病变（如视盘旁萎缩弧、豹纹状眼底、黄斑部Fuchs斑、后巩膜葡萄肿、视网膜周边部眼底病变）者应进行定期随访。

对于有漂浮物感或闪光感的近视患者，还应当散瞳后进行直接、间接检眼镜检查，并可通过压迫巩膜来检查周边视网膜是否有变性、裂孔等。特别是对下列情况应重点检查：①视力低下及视力矫正不能达到正常者；②高度近视眼者；③突发性的有细尘状感或合并有闪光感者；④屈光间质不良有玻璃体色素沉积或玻璃体混浊者、高度近视合并视网膜脱离的患者。

其对侧眼的检查对发现新的病变及其预防和治疗十分重要。

4. 睫状肌麻痹验光检查：睫状肌麻痹验光即通常所说的散瞳验光，是国际公认的诊断近视的金标准。建议12岁以下，尤其是初次验光，或有远视、斜弱视和较大散光的儿童一定要进行睫状肌麻痹验光，确诊近视需要配镜的儿童需要定期复查验光。

临床上常用的睫状肌麻痹药物有1%阿托品眼膏或凝胶、1%盐酸环喷托酯滴眼液和复方托吡卡胺滴眼液。1%阿托品眼用凝胶的睫状肌麻痹效果最强，持续时间久，适用于7岁以下的近视儿童，尤其是远视和斜弱视的患者首选使用阿托品眼用凝胶散瞳。1%阿托品眼用凝胶的使用方法为2～3次/日，连用3日；对于内斜视的患者来说，1～2次/日，连用5日。第二次的复验时间为21～28天内。1%盐酸环喷托酯滴眼液的睫状肌麻痹效果仅次于阿托品眼用凝胶，且作用时间较短，可考虑作为不能接受阿托品眼用凝胶时的替代，以及7～12岁近视儿童的散瞳验光。1%盐酸环喷托酯滴眼液的使用方法为验光前相隔20分钟滴2次，1小时后验光。第二次的复验时间为第3天至1周内。复方托吡卡胺滴眼液持续时间短，作用强度在三者中最弱，适用于12～40岁人群，临床上也可用于7～12岁近视儿童的散瞳验光。复方托吡卡胺滴眼液的使用方法为验光前相隔10～20分钟滴3次，30～40分钟后验光。第二次的复验时间为第2天至1周内。

需要注意的是，麻痹睫状肌后的验光结果可让医生对该眼无调节状态下的屈光不正情况有初步了解，但并非就是最好的矫正处方，最后得矫正处方一定是权衡双眼的屈光情况、主觉验光情况、双眼平衡及患者的具体视觉要求后确定。

（二）特殊检查

1. 角膜曲率检查：正常成人角膜曲率半径均值为7.77 mm，角膜前表面的水平方向曲率半径为7.80 mm，垂直方向为7.70 mm，后表面的曲率半径为6.22～6.80 mm。3～15岁儿童正常角膜曲率半径为7.79 mm。儿童随年龄增长，角膜曲率半径呈递减趋势。角膜或晶状体表面弯曲度过陡会导致屈光性近视或称曲率性近视、弯曲性近视。因此，晶状体的屈光力及厚度也是需要定期观察的参数。

2. 眼轴长度检查：眼轴长度在出生时为16 mm，3岁时可达正视眼水平约23 mm，此后以每年约0.1～0.2 mm的速度生长，13～14岁即可达到成人水平24 mm。发育期儿童的眼轴长度增长过快可能是向近视发展的趋向因素，但应考虑到伴随正常生长发育的眼轴增长。

3. 双眼视功能检查：对于有斜视或屈光参差的近视患者，应对其双眼单视功能进行检查和评估。可采用Worth四点灯评估知觉融合功能，采用立体视觉检查图测定立体视锐度。

4. 调节与聚散功能检查：在屈光不正矫正后和排除眼部疾患的情况下，仍存在视疲劳、视力模糊、近距离工作相关眼酸、眼痛、复视等症状时，应对其调节与聚散功能进行检查。主要检查方法包括调节幅度（移近法/移远法、负镜片法）、调节反应（对于近距离视标的调节反应低于调节刺激量时表现为调节滞后，反之为调节超前）、相对调节（负相对调节、正相对调节）、调节灵活度（反转拍法）、集合幅度（集合近点法）、正负融像性聚散、AC/A比率（以每单位调节引起的调节性集合（以棱镜度来表示）与每单位调节（以屈光度D来表示）的比率来表示，可分为梯度性AC/A、计算性AC/A）。

5. 眼压与视野检查：由于病理性近视合并青光眼多见，所以应进行眼压和视野检查以排查是否合并有青光眼。

6. A/B超检查：对于高度近视患者应进行A/B超的检查，可了解眼轴长度、玻璃体和视网膜情况以及有无后巩膜葡萄肿等。

7. 光相干断层扫描检查（optical coherence tomography）：OCT能观察到黄斑区视网膜各层次结构的细微变化。对于高度近视或病理性近视患者，OCT有助于早期、发现黄斑区的近视相关病变，如后巩膜葡萄肿、黄斑劈裂、黄斑区视网膜脉络膜萎缩等。通过OCT检查视网膜神经纤维层、视网膜色素上皮层及脉络膜的厚度，可指导近视性黄斑病变的分期及治疗。

此外，OCT可以显示脉络膜新生血管（CNV）多种不同的形态特征，并可明确显示出其所在解剖层次及组织学关系，对其不同时期的病理改变及形态做出进一步描述。在OCT中，即使是在较大的视网膜下出血的情况下，也可以清楚地显示出CNV，并准确地描述其形态大小、与周围组织的关系及其解剖位置。

8. 眼底荧光素血管造影检查（fiuorescence fundus angiography）：FFA为评估病理性近视引起的CNV的标准化的检查手段，可用于新近发生的近视CNV的鉴别诊断。有研究提示FFA对活动性近视CNV的检查结果优于其他检查方法，因此建议对任何怀疑为近视CNV的病例进行FFA检查。典型的近视性CNV表现为小的、扁平状的、灰白色视网膜下损害，通常位于黄斑中心凹下或近黄斑中心凹处，伴或不伴出血。近视性CNV在FFA中的早期表现为边界清晰的高荧光，晚期表现为荧光素的渗漏。

四、单纯性近视的矫正措施

（一）框架眼镜

框架眼镜是最简单安全的矫正器具，应做到每年至少一次复查，及时调整眼镜度数。对于儿童近视患者，应至少每半年进行一次复查。目前比较公认的是，过矫会导致调节过度，加重近视发展，应当避免。单焦镜为临床常见框架眼镜类型，对于调节存在问题的患者还有双焦镜、三焦镜和渐进镜等。双焦镜上半部分焦点距离为远距离物体，下半部分焦点距离为阅读距离。渐进镜可增加视物远近范围，早期老视且不要求视近时视野大的人群适用。视近有明显外隐斜或外斜的青少年配戴渐进镜片可能会加重症状，影响双眼视功能。

（二）角膜接触镜

1. 软性接触镜：可用于近视的矫正，部分儿童可用于恢复双眼视和促进视觉发育。无自理能力的儿童或老年人若有需求必须在医师和监护人的密切监督下使用。眼部有任何活动期急性炎症、全身有影响配戴的病变、过分神经质、个人卫生不良、依从性差而不能定期复查、对护理液过敏或生活工作环境卫生差者，应禁用或慎用。

2. 硬性接触镜（RGP）：适用于有需求而又无禁忌证的任何年龄配戴者。年龄过小或过大者，因存在对问题察觉敏感性或操作依从性问题，应增加对安全性的监控。近视、远视、散光、屈光参差，尤其是圆锥角膜及角膜瘢痕等所致的不规则散光可优先考虑选择。眼表活动性疾患或影响接触镜配戴的全身性疾病等应禁用。长期处于多风沙、高污染环境中者、经常从事剧烈运动者等应慎用。

3. 角膜塑形镜（OK镜）：是一种逆几何设计的硬性透气性接触镜，通过配戴使角膜中央区域的弧度在一定范围内变平，从而暂时性降低一定量的近视度数，是一种可逆性非手术的物理矫形方法。临床试验发现长期配戴角膜塑形镜可延缓青少年眼轴长度进展约 0.19 mm/年。在一般接触镜适应证与非适应证的基础上，重点强调未成年儿童需要有家长监护配合治疗。对于较高屈光度数等疑难病例的验配，需由临床经验丰富的医师酌情考虑验配。

（三）手术矫正

近视的手术矫正是通过手术方式改变眼的屈光度，主要方法有激光角膜屈光手术和有晶状体眼人工晶状体植入术。近视矫正手术需要严格按照各类手术的禁忌证和适应证进行筛查和实施，主要适用于18岁以上度数稳定的近视患者。

1. 激光角膜屈光手术：对于年龄在18岁以上，屈光力稳定在2年以上，精神及心理健康、具备合理的摘镜愿望和合适的术后期望值者可以考虑激光角膜屈光手术，但在手术前需进行相关的术前检查，符合相应规定的角膜厚度、屈光度数及预设切削深度等条件方可进行手术，不同术式的术前条件要求不同。

激光角膜屈光手术术式主要分为两类：

激光板层角膜屈光手术和激光表层角膜屈光手术。激光板层角膜屈光手术通常指以机械刀或飞秒激光辅助制作角膜瓣的准分子激光原位磨镶术（LASIK），也包括仅以飞秒激光完成微小切口角膜基质透镜取出的术式（SMILE）。

激光表层角膜屈光手术是指以机械、化学或激光的方式去除角膜上皮，或者机械制作角膜上皮瓣后，在角膜前弹力层表面及其下角膜基质进行激光切削，包括：准分子激光屈光性角膜切削术（PRK）、准分子激光上皮下角膜磨镶术（LASEK）、机械法-准分子激光角膜上皮瓣下磨镶术（LASIK）及经上皮准分子激光角膜切削术（TPRK）。

2. 有晶状体眼人工晶状体植入术：一般适用于近视度数较高、不愿意戴眼镜但又不适合激光角膜屈光手术者。采用有晶状体眼人工晶状体植入术（PIOL）矫正近视是在保留自然晶状体的情况下，在前房或后房植入负度数人工晶状体。

五、病理性近视及相关并发症的治疗措施

病理性近视眼患者眼轴不断伸长、后巩膜葡萄肿不断进展，患者常出现相应的眼底改变，导致视网膜和脉络膜的变薄，出现漆裂纹、脉络膜新生血管、黄斑萎缩、黄斑裂孔、视网膜下出血、视网膜变性和孔源性视网膜脱离等视网膜疾病，从而造成严重的、不可逆性的视力损害。治疗主要针对眼底改变及并发症进行。

（一）激光光凝治疗

中高度近视伴周边视网膜裂孔、变性和（或）玻璃体牵引，或对侧眼已出现视网膜脱离患者，可予以预防性视网膜激光治疗避免视网膜脱离的发生。

（二）光动力学治疗

对于老年性黄斑变性（AMD）引起的CNV已有了十分确定的治疗效果。病理性近视也可引起黄斑部的CNV，光动力治疗对治疗病理性近视的黄斑区CNV有一定疗效。

（三）抗血管内皮生长因子治疗

脉络膜新生血管的发生是病理性近视视力丧失的主要原因。抗血管内皮生长因子（Vascular endothelial growth paltor, VEGF）药物使玻璃体腔内VEGF的浓度下降致使CNV减退。目前大规模临床研究已经初步证实玻璃体腔内注射抗VEGF药物对于治疗病理性近视继发的黄斑下CNV安全有效，可明显提高患眼的最佳矫正视力。

（四）手术治疗

1. 后巩膜加固术（PSR）：主要适用于早期发生的近视＞-3.00D，每年进展＞-1.00D，预测有可能发展为进行性近视者；儿童或青少年发展迅速的进行性近视＞-6.00D，每年进展＞-1.00D，伴有眼球前后扩张，后巩膜葡萄膜肿形成，伴有或不伴有视力下降；年龄20岁以上，屈光度＞-10.00D，视力进行性下降，后巩膜出现明显的葡萄膜肿，荧光造影显示眼底退行性变；年龄大于55～60岁，尽管屈光度数不增加，但合并有明显的视网膜、脉络膜退行性变；高度近视合并视网膜脱离，在视网膜复位手术的同时行巩膜加固术。该手术可以稳定眼轴，有效控制病理性近视的度数，改善或治疗病理性近视的眼底并发症。应用加固材料

紧贴眼球后极部变薄的巩膜壁，使该区巩膜壁厚度及韧度增加，控制眼球扩张。

  2. 孔源性视网膜脱离复位巩膜扣带术，适用于以下几种情况：①视网膜脱离不合并严重的增生性玻璃体视网膜病变；②视网膜脱离不合并后极部视网膜裂孔；③视网膜脱离不合并脉络膜脱离。

  3. 玻璃体切除手术：玻璃体切除术（联合内界膜剥除）应用较广泛，多数研究证实了较以往其他手术术式有更高的视网膜复位率和裂孔闭合率，且术中眼内硅油填充也被证明较气体填充有更好的预后效果，尤其在老年病理性近视眼底后极部视网膜萎缩严重，未予眼底激光治疗的患者。黄斑裂孔是高度近视常发生的一种疾病，黄斑裂孔可导致视网膜脱离，手术治疗方法包括巩膜扣带术联合或不联合冷凝，激光光凝术，单纯玻璃体腔注气术，玻璃体切除术伴或不伴内界膜剥离术，玻璃体切除术伴或不伴内界膜剥离术、联合玻璃体腔注气或硅油填充术等。

附录三

儿童青少年近视防控健康教育核心信息
（公众版—2019）
中华人民共和国卫生健康委员会 颁布

1. 近视是外部平行光线经眼球屈光系统后聚焦在视网膜之前的一种屈光不正。

在调节放松状态时，平行光线经眼球屈光系统后聚焦在视网膜之前，这种屈光状称为近视。近视以视远不清、视近清为主要特征。发生在儿童青少年中的屈光不正主要为近视。

2. 近视影响儿童青少年身心健康。

近视会导致眼睛视物模糊、干涩、疲劳，注意力不集中、头晕等，影响孩子的正常学习、生活和身心健康。有些专业和工作对视力有严格要求，近视有可能影响升学和择业。近视还会增加，严重的可导致失明。

3. 坚持充足的白天户外活动。

坚持充足的白天户外活动对于预防近视和防止近视加重有重要意义。教师和家长应引导孩子积极参加体育锻炼，每天使孩子开展2小时以上的白天户外活动，寄宿制幼儿园不应少于3小时。

4. 保持正确的读写姿势。

不正确的读写姿势会增加发生近视的风险。教师和家长应为孩子提供适合其坐高的桌椅和良好的照明，并经常提醒、督促孩子读书写字坚持"三个一"，即眼睛离书本一尺，胸口离桌沿一拳，握笔的手指离笔尖一寸，读写连续用眼时间不宜超过40分钟。教师应指导学生每天认真做眼保健操。

5. 避免不良的读写习惯。

预防近视要避免不良的读写习惯，应做到不在走路时、吃饭时、卧床时、晃动的车厢内、光线暗弱或阳光直射等情况下看书、写字、使用电子产品。

6. 控制使用电子产品的时间。

长时间、近距离、持续盯着手机、电脑和电视等电子产品的屏幕，是近视的诱因之一。学校使用电子产品的教学时长原则上不超过教学总时长的30%。课余时间使用电子产品学习30~40分钟后，应休息远眺放松10分钟。非学习目的使用电子产品单次不宜超过15分钟，每天累计不宜超过1小时。6岁以下儿童要尽量避免使用手机和电脑。家长在孩子面前应尽量少使用电子产品。

7. 近视要早发现，早矫正。

看不清黑板上的文字或远处的物体时可能是发生了近视。定期进行视力检查，有利于早发现、早矫正，防止近视加重。0～6岁是孩子视觉发育的关键期，应当尤其重视孩子早期视力保护与健康。

8. 保证充足的睡眠和合理的营养。

充足的睡眠和合理的营养是保证视力健康的基础。小学生每天睡眠时间要达到10小时，初中生9小时，高中生8小时。儿童青少年应做到营养均衡，不挑食，不偏食，不暴饮暴食，少吃糖，多吃新鲜蔬菜、水果。

9. 一旦确诊为近视，应尽早在医生指导下配戴眼镜，并定期复查。

一旦被医生确诊为近视，就应该进行矫正，不然视力有可能进一步下降。配戴眼镜是当前矫正视力的常用方法，但具体采用哪种眼镜，应听从医生的指导。通过配戴眼镜对视力进行矫正后，应坚持戴镜，且应继续保持良好用眼习惯，每半年到医院复查一次。

10. 警惕近视能治愈的虚假宣传。

截至目前，医学上还没有治愈近视的方法，只能通过科学的矫正、改善用眼习惯等避免近视加重。不要相信能治愈近视的宣传和商业营销。不科学的处置可能会导致视力进一步下降，甚至造成眼部感染或外伤等严重后果。

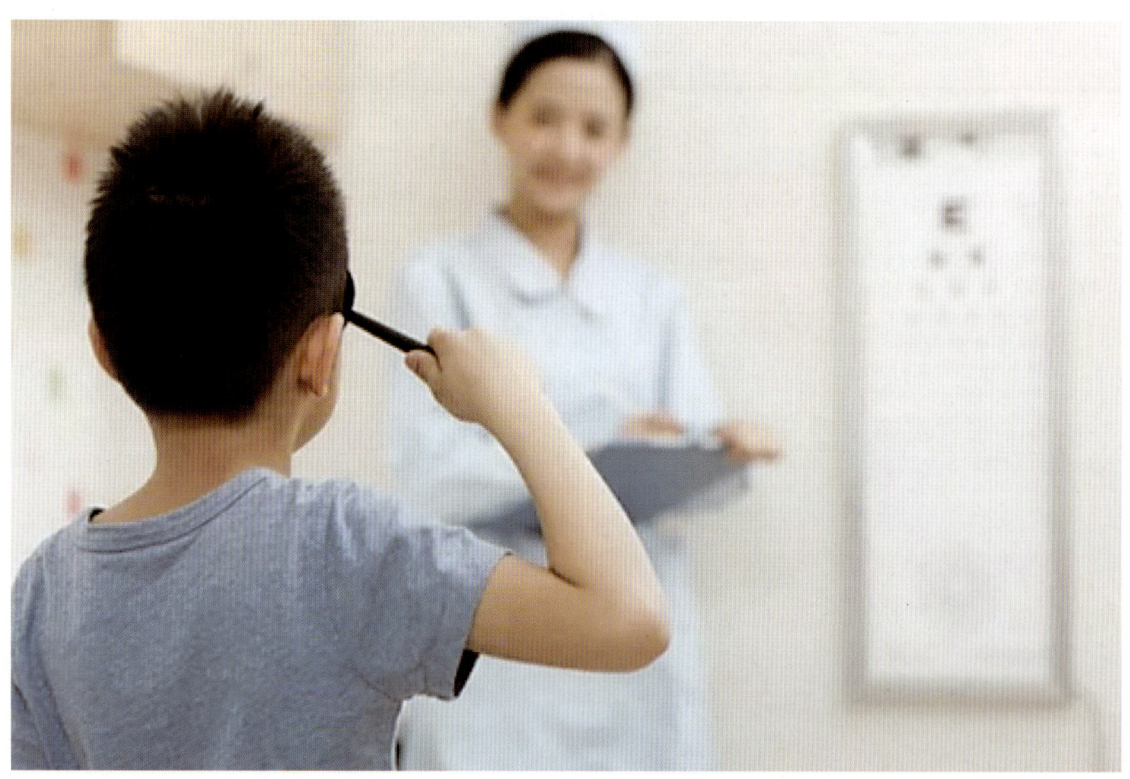

儿童青少年近视防控健康教育核心信息
（儿童青少年版—2019）

1. 近视会导致学习、生活不便，甚至会影响升学和择业。

近视会导致眼睛视物模糊、干涩、疲劳，注意力不集中、头晕等，影响正常学习和生活，还会对升学和择业造成一定限制。近视严重时甚至会导致失明。

2. 坚持充足的白天户外活动。

坚持充足的白天户外活动对于预防近视和防止近视加重有重要意义。儿童青少年应听从家长和老师的安排，保证每天进行2小时以上白天户外活动。

3. 要保持正确的读写姿势。

不正确的读写姿势会增加发生近视的风险。读书写字要使用适合自己坐高的桌椅，应有良好的照明，并保持"三个一"的正确姿势，即眼睛离书本一尺，胸口离桌沿一拳，握笔的手指离笔尖一寸，读写连续用眼时间不宜超过40分钟。认真做眼保健操。

4. 避免不良的读写习惯。

预防近视要避免不良的读写习惯，应做到不在走路时、吃饭时、卧床时、晃动的车厢内、光线暗弱或阳光直射等情况下看书、写字、使用电子产品。

5. 保证充足的睡眠和合理的营养。

充足的睡眠和合理的营养是保证视力健康的基础。儿童青少年应听从家长和老师的作息安排，小学生每天睡眠时间要达到10小时，初中生9小时，高中生8小时。平时应做到营养均衡，不挑食，不偏食，不暴饮暴食，少吃糖，多吃新鲜蔬菜、水果。

6. 控制使用电子产品的时间。

长时间、近距离、持续盯着手机、电脑和电视等电子产品的屏幕，会给眼睛带来伤害。使用电子产品时，应使眼睛与屏幕保持一定距离，屏幕亮度适中。课余时间使用电子产品学习30～40分钟后，应休息远眺放松10分钟。非学习目的使用电子产品单次不宜超过15分钟，每天累计不宜超过1小时。

7. 看不清黑板上的文字或远处的物体时可能是发生了近视，应及时告诉老师和家长。

当发现自己看不清黑板上的文字或远处的物体时，可能是发生了近视，应及时告诉老师和家长，并尽快到医院进行视力检测，做到早发现、早诊断、早矫正，防止近视进一步加重。需注意，即使能看清远处的物体，也存在发生单眼近视的可能性。平时可交替闭上一只眼睛进行自测，以便发现单眼近视，及时矫正，避免双眼视力差对眼睛造成更大伤害。

8. 一旦确诊为近视，应尽早在医生指导下配戴眼镜，并定期复查。

一旦被医生确诊为近视，就应该进行矫正，不然视力有可能进一步下降。配戴眼镜是当前矫正视力的常用方法，但具体采用哪种眼镜，应听从医生的指导。通过配戴眼镜对视力进行矫正后，应坚持戴镜，且应继续保持良好的用眼习惯，每半年到医院复查一次。

儿童青少年近视防控健康教育核心信息
（教师和家长版—2019）

1. 近视影响儿童青少年身心健康。

近视会导致眼睛视物模糊、干涩、疲劳，注意力不集中、头晕等，影响孩子的正常学习、生活和身心健康。有些专业和工作对视力有严格要求，近视影响升学和择业。近视还会增加视网膜病变的风险，严重的可导致失明。

2. 保证孩子白天有足够的户外活动时间。

足够的白天户外活动是预防儿童青少年近视的重要措施。教师和家长应密切合作，保证孩子每天进行2小时以上白天户外活动，寄宿制幼儿园不应少于3小时。帮助孩子养成平衡膳食、科学锻炼、充足睡眠等健康的生活方式，有利于孩子的视力健康。

3. 指导孩子养成良好的用眼习惯。

教师和家长可通过课堂讲授、参观示教、面对面辅导和小组活动等方式向孩子传授近视防治知识和技能，提高孩子的爱眼护眼意识，指导孩子养成良好的用眼习惯，避免长时间持续近距离用眼。0～6岁是孩子视觉发育的关键期，应当尤其重视孩子早期视力保护与健康。教师和家长应以身作则，坚持良好的用眼习惯和健康的生活方式，给孩子们做表率。

4. 督促孩子在读写时保持正确的姿势。

教师和家长应为孩子提供适合其坐高的桌椅和良好的照明，并经常提醒、督促孩子读书写字坚持"三个一"，即眼睛离书本一尺，胸口离桌沿一拳，握笔的手指离笔尖一寸，读写连续用眼时间不宜超过40分钟。教师应指导学生每天认真做眼保健操。

5. 控制孩子使用电子产品的时间。

长时间、近距离、持续盯着手机、电脑和电视等电子产品的屏幕，是近视的诱因之一。学校使用电子产品的教学时长原则上不超过教学总时长的30%。课余时间使用电子产品学习30～40分钟，应休息远眺放松10分钟。非学习目的使用电子产品单次不宜超过15分钟，每天累计不宜超过1小时。6岁以下儿童要尽量避免使用手机和电脑。家长在孩子面前应尽量少使用电子产品。

6. 发现孩子视物眯眼、频繁揉眼、上课看黑板上的文字或远处物体不清楚时，要考虑发生近视的可能。

近视的常见表现有看远处物体时眯眼、频繁揉眼、看不清楚黑板上的文字或远处的物体等。一旦孩子出现这种情况，教师和家长应意识到可能是发生了近视，家长应及时带孩子去医院就诊。在卫生健康部门指导下，学校每学期对学生做两次视力监测。

7. 被确诊为近视的孩子应在医生的指导下及时采取配镜等矫正措施。

一旦确诊为近视，就应该积极进行矫正，避免视力进一步下降。配戴眼镜是当前矫正视力的常用方法，但具体配戴何种眼镜，应听从医生的指导。视力矫正后，应继续督促孩子坚持良好用眼习惯，定期进行视力检查，做好视力保护，防止近视加重。

8. 警惕近视能治愈的虚假宣传。

截至目前，医学上还没有治愈近视的方法，只能通过科学的矫正、改善用眼习惯等避免近视加重。不要相信能治愈近视的宣传和商业营销。不科学的处置可能会导致孩子视力进一步下降，甚至造成眼部感染或外伤等严重后果。

儿童青少年近视防控健康教育核心信息
（医疗卫生人员版—2019）

1. 近视是最常见的屈光不正。

在调节放松状态时，平行光线经眼球屈光系统后聚焦在视网膜之前，这种屈光状态称为近视。近视以视远不清、视近清为主要特征。发生在儿童青少年中的屈光不正主要为近视。

2. 近视影响儿童青少年身心健康，是当前我国重大公共卫生问题之一。

近视容易造成视力下降、眼睛干涩疲劳、注意力不集中、头晕等，影响儿童青少年正常学习和生活。近视会引起眼部结构变化，导致近视相关视网膜变性、视网膜裂孔、视网膜脱离、黄斑病变等并发症，造成不可逆的视力损伤，严重的可导致失明。近年来，我国儿童青少年近视率不断升高，近视低龄化、重度化日益严重，已成为影响儿童青少年生长发育和国民健康的重大公共卫生问题之一。

3. 近视的主要危险因素有长时间持续近距离用眼、缺乏日间户外活动、不正确的读写姿势、过度使用电子产品等。

长时间持续近距离用眼、缺乏日间户外活动、不正确的读写姿势、过度使用电子产品等是近视的主要危险因素，养成良好的用眼习惯，坚持充足的日间户外活动，避免长时间持续近距离用眼，控制电子产品使用，是预防近视的有效手段。定期进行视力检查，有利于早发现、早矫正，防止近视加重。0～6岁是孩子视觉发育的关键期，应当尤其重视孩子早期视力保护与健康。

4. 近视主要通过视力检查和验光进行诊断。

在实际工作中发现儿童青少年视力异常，要进行全面的眼科检查，做出正确诊断。用标准对数视力表和电脑验光仪进行视力和屈光度检查是筛查近视的主要方法。常规筛查可以在非散瞳状态下进行验光。近视确诊应在医疗机构进行散瞳验光（睫状肌麻痹）。按屈光程度，近视可分为轻度近视（-3.00D以内）、中度近视（-3.25D～-6.00D）、高度近视（-6.25D～-10.00D）和重度近视（-10.00D以上）。

5. 开展健康教育，普及近视防控知识。

开展近视防控健康教育有利于引导儿童青少年科学用眼，减少近视发生。医务人员应利用门诊、随访等各种机会开展患者健康教育和儿童青少年近视健康教育，主动进学校、进社区、进家庭，宣传近视防控知识，帮助儿童青少年养成良好的用眼习惯，预防近视的发生，并经常提醒儿童青少年及家长做到近视的早发现、早诊断、早矫正。

6. 为学校开展儿童青少年近视防控工作提供技术指导。

医务人员除了按要求完成近视防控诊疗、视力档案和健康教育服务工作外，还应为学校进行视力监测、开展近视防治和视力健康管理、加强健康教育等方面提供技术指导。

附录四

GB

中华人民共和国国家标准

WS 219—2015

儿童少年矫正眼镜卫生要求

2015-11-08 发布
2016-05-01 实施

中华人民共和国卫生和计划生育委员会 发布

前 言

本标准4.1、4.3、4.4为强制性条款,其余为推荐性条款

本标准按照GB/T 1.1—2009给出的规则起草

请注意本文件的某些内容可能涉及专利。本文件的发布机构不承担识别这些专利的责任

本标准代替WS 219—2002《儿童少年矫正眼镜》

本标准与WS 219—2002相比,主要变化如下:

—修改、增加了规范性引用文件;

—修改了部分术语和定义;

—增加了儿童眼镜应选择具有较高耐冲击性能的镜片要求;

—增加了眼镜镜片的透射比要求;

—增加了儿童眼镜鼻托的要求;

—修改了眼镜配装中光学中心水平距离偏差允许值范围和垂直互差允许值范围;

—修改了棱镜度允许偏差与基底取向允许偏差要求;

—修改了矫正眼镜的装配质量要求;

—增加了配装眼镜的整形要求;

标准起草单位:北京市眼科研究所、北京大学儿童青少年卫生研究所、温州医学院附属眼视光医院、北京同仁验光配镜中心。

标准主要起草人:徐亮、马军、吕帆、刘卫国、孙兰英、唐萍、张琳、李伟、吴敏、冯祎、刘丽娟。

标准于2002年首次发布。

儿童少年矫正眼镜卫生要求

1 范围

本标准规定了儿童少年矫正眼镜的卫生技术要求、检验方法及检验规则。

本标准适用于依据验光处方为矫正儿童少年的屈光不正和弱视而配制的眼镜。

本标准不适用于渐变多焦点眼镜。

2 规范性引用文件

下列文件对于本文件的应用是必不可少的。凡是注日期的引用文件,仅注日期的版本适用于本文件。凡是不注日期的引用文件,其最新版本(包括所有的修改单)适用于本文件。

GB 10810.1-2005 眼镜镜片第1部分:单光和多焦点镜片。

GB 10810.3-2006 眼镜镜片及相关眼镜产品第3部分:透射比规范及测量方法。

GB 13511.1-2011 配装眼镜第1部分:单光和多焦点。

GB/T 14214 眼镜架通用要求和试验方法。

QB 2506-2001 光学树脂眼镜片。

ISO 21987:2009 眼科光学装配镜片。

3 术语和定义

ISO 21987:2009中界定的以及下列术语和定义适用于本文件。

3.1 屈光不正 ametropia

平行光线进入不用调节的眼屈光系统以后,不能成焦点在视网膜上的一类眼病,包括近视、远视散光。

3.2 矫正 correction

用眼镜改正各种屈光不正以提高视力。

4 技术要求

4.1 眼镜镜片

4.1.1 眼镜镜片的理化性能、顶焦度允差、光学中心偏差、厚度允差、色泽、内在疵病和表面质量应符合GB 10810.1-2005中5.1.2、5.1.4～5.1.6、5.2.2的要求。

4.1.2 儿童眼镜应选择具有较高耐冲击性能的镜片,其耐冲击性指标应符合QB 2506 2001中4.7.6的要求。

4.1.3 眼镜镜片的透射比应符合GB 10810.3 2006中5.2的要求(表1)。除非另有规定,本部分适用的测量环境为23℃±5℃,对各类镜片的透射比要求均指在镜片设计参考点得到的测量值。如未标明的,则在镜片的几何中心为设计参考点。测量光束在任何方向的宽度不小于5 mm。装成远视镜或近视镜只需满足可见光谱区的透射比要求即可。装成镜左片和右片的光透射比相对偏差不应超过15%。

表1 眼镜的透射比要求

分类	可见光谱区	紫外光谱区	
	$\tau_V{}^a$(380～780 nm)	$\tau_{SUVA}{}^b$(315～380 nm)	$\tau_{SUVB}{}^c$(280～315 nm)
UV_1	>80%	≤1%	≤1%
UV_2	>80%	1%<τ_{SUVA}≤10%	≤1%

注：眼镜产品的抗紫外线能力分为 UV_1、UV_2 和 UV_3 三档，本标准只对 UV_1 和 UV_2 提出要求。
a 光投射比。b 太阳紫外线A波段透射比。c 太阳紫外线B波段透射比。

4.2 眼镜架

4.2.1 眼镜架的机械强度、金属零部件镀（涂）层、外观质量和装配精度符合GB/T 14214的要求。

4.2.2 眼镜架宜标明使用儿童的年龄范围和安全警示。

4.2.3 儿童镜架选择符合GB/T 14214要求的板材、塑料或金属全框眼镜。

4.2.4 5岁～12岁儿童宜选择带有安全硅胶的软性鼻托或"U形"鼻托眼镜架。

4.2.5 儿童少年眼镜架规格尺寸和其他要求符合表2的规定。

表2 儿童少年眼镜架规格尺寸及适用范围

规格尺寸							适用范围	
镜圈 /mm	鼻梁 /mm	镜腿长度 /mm	镜架宽度ª /mm	镜腿外张角 /(°)	镜腿倾斜度 /(°)		瞳孔距离范围ᵇ /mm	参考适用年龄 /岁
38	14	125	104	100	6～8		52±2	5
39	14	128	106	100	6～8		53±2	6～7
40	14	130	108	100	6～8		54±2	8
41	14	132	110	100	6～8		55±2	9
41	15	134	112	100	6～8		56±2	10
42	15	137	114	100	6～8		57±2	11
43	15	140	116	95～100	6～8		58±2	12
44	15	142	118	95～100	6～8		59±2	13～14
45	15～16	145	120	95～100	6～8		60±2	15～16
46	15～16	147	122	95～100	6～8		61±2	17

注：a 眼镜架宽度为眼镜架两侧桩头螺母轴线间直线距离。
b 瞳距应以验光测试为准，此标准仅作参考。

4.3 配装眼镜要求

4.3.1 配装眼镜应符合GB 13511.1—2011中5.1～5.6及5.8的要求。

4.3.2 镜片光学中心应位于镜圈几何中心水平线上方2mm至下方1mm范围之内。

4.3.3 矫正眼镜的光学中心水平距离偏差应符合表3规定。

表3 矫正眼镜的两镜片光学中心水平距离偏差允许值

水平方向顶焦度最大子午面上的绝对值 /D	光学中心水平距离偏差 /mm
0.00～2.00	≤4.0
2.25～4.00	≤3.0
≥4.25	≤2.0

4.3.4 矫正眼镜水平方向的光学中心与瞳距的单侧偏差不应大于光学中心水平距离偏差允许的1/2。

4.3.5 矫正眼镜的光学中心垂直互差应符合表4规定。

表4 矫正眼镜的光学中心垂直互差允许值

垂直方向顶角度绝对值 /D	光学中心垂直互差 /mm
0.00～1.00	≤3.0
1.25～2.00	≤2.0
≥2.25	≤1.0

4.3.6 矫正眼镜的柱镜轴位偏差应符合表5规定。

表5 矫正眼镜的柱镜轴位方向偏差

柱镜顶焦度绝对值 /D	轴位允许偏差 /°
≤0.50	±6
>0.50～1.50	±4
>1.50～2.50	±3
≥2.75	±2

4.3.7 验光处方定配矫正眼镜的棱镜度允许偏差与基底取向允许偏差应符合GB 13511.1—2011中5.6.5的规定。

4.4 装配质量

矫正眼镜的装配质量应符合GB 135—2011中5.8的规定。

4.5 整形要求

4.5.1 矫正眼镜的左、右两镜面保持相对平整,镜面角在175°～180°。

WS 219—2015

4.5.2 矫正眼镜的左、右两托叶对称。

4.5.3 矫正眼镜的左、右两镜腿外张角为95°～100°。

4.5.4 两镜腿张开平放或倒伏均保持平整、镜架不可扭曲。

4.5.5 左右镜腿倾斜度偏差不大于2.5°。

4.5.6 矫正眼镜交付使用时,装配人员按戴镜者头型进行试戴调整,使矫正眼镜松紧适宜,戴用舒适;调整镜腿末端弯度与耳根、耳后骨头形状吻合;调整鼻托高低,宽窄适合鼻梁外型。

5 检验方法

矫正眼镜的检验按GB 13511.1—2011第6章所规定的方法进行。

6 检验规则

对完成装配的矫正眼镜,逐副逐项进行检验,符合要求后方可交付使用。检验项目包括镜片顶焦度允差、柱镜轴位允许偏差、光学中心水平偏差、光学中心垂直互差、光学中心高度、棱镜度允许偏差、棱镜基底取向允许偏差、镜片色泽互差、镜片厚度、镜片表面质量及内在疵病、眼镜装配质量和整形要求。检验项目中有一项不符合本标准的要求,即为不合格品。

附录五

GB

中华人民共和国国家标准

GB/T 28930—2012

学生使用电脑卫生要求

2012-11-20 发布
2013-05-01 实施

中华人民共和国卫生部　中国国家标准化管理委员会　发布

前言

本标准按照GB/T 1.1—2009给出的规则起草。

请注意本文件的某些内容可能涉及专利。本文件的发布机构不承担识别这些专利的责任。

本标准由中华人民共和国卫生部提出并归口。

本标准起草单位:复旦大学公共卫生学院。

本标准主要起草人:谭晖、汪玲、王震维。

学生使用电脑卫生要求

1 范围

本标准规定了学生使用电脑的姿势要求、电脑组件布量要求和使用环境卫生要求,以及学生使用脑的持续时间、组织休息要求和卫生学教育要求。

本标准适用于开展计算机教育的各级各类学校学生使用电脑的其他场所亦可参照执行。

2 规范性引用文件

下列文件对与本文件的应用是必不可少的,凡是注日期的引用文件,仅注日期的版本适用于本文件。凡是不注日期的引用文件,其最新版本(包括所有的修改单)适用于本文件。

GB/T 3976—2002 学校课桌椅功能尺寸。

GB/7793 中小学教室采光和照明卫生标准。

GB/T 12984 人类工效学视觉信息作业基本术语。

GB 50034 建筑照明设计标准。

3 术语和定义

GB/T 12984 中界定的以及下列术语和定义请用于本文件。

3.1 腕部背屈,腕向手背侧弯曲。

3.2 腕部掌屈,腕向手掌侧屈曲。

3.3 腕部尺侧偏,腕向尺骨侧偏展。

3.4 腕部桡侧偏,腕向桡骨侧偏展。

3.5 肘屈角度,上臂自然垂放于身体两侧,前臂与上臂之间的夹角。

3.6 膝屈角度,双足平踏于地面或搁脚板上,大腿保持水平时,大腿与小腿的夹角。

4 学生使用电脑的姿势要求

4.1 使用键盘打字时宜采用正直坐姿;使用鼠标浏览屏面时宜采用后位坐姿。

4.2 头颈部宜保持正直或略微前倾,眼睛到屏面的水平距离不宜小于50 cm。应避免头颈侧偏,过度前伸、后仰或过度低头。

4.3 腰背挺直,避免弓背、扭转或向一侧偏斜。

4.4 肩部放松,上臂自然垂放于躯体两侧,前臂略低于水平,肘屈角度等于或略大于90°。避免耸肩,肘部外展或过度前伸。

4.5 手腕自然舒展,与前臂形成一条直线(如图1);避免腕部背屈或掌屈(如图2),避免腕部尺侧偏或楔侧偏(如图3)。

4.6 双足平踏于地面或搁脚板上，大腿保持水平，膝屈角度等于或略大于90°。

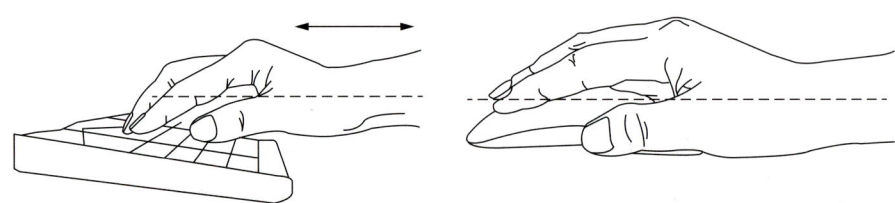

图1 正确的手腕操作姿势

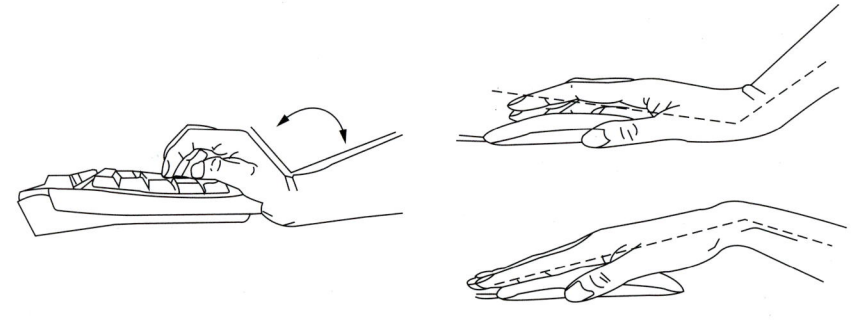

图2 错误的手腕操作姿势～手腕背屈或掌屈

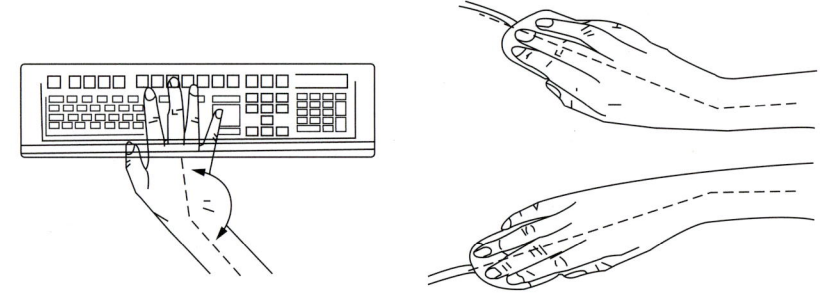

图3 错误的手腕操作姿势～手腕尺侧或槌侧偏

5 电脑组件布置要求
5.1 电脑桌椅、显示器、键盘、鼠标等组件。
5.1.1 便于使用者采用良好的操作姿势。
5.1.2 有足够的桌下净空，能够使使用者腿部自由活动。
5.1.3 椅靠背能够有效地支撑使用者腰部。
5.1.4 电脑屏幕上缘略低于使用者水平视线。

5.2 学校计算机教室中电脑桌椅。

5.2.1 电脑桌椅布置宜采用平行教室前墙的形式,前后排之间的净距离和纵向走道的净距离均不应小于700mm。

5.2.2 除桌面深外,电脑桌椅尺寸应符合GB/T 3976—2002中的相应要求;电脑桌面深不宜小于550mm,放置液晶显示屏时,桌面深尺寸可适当减小。

5.2.3 宜配置搁脚板,搁脚板的高度范围为40～110mm。身材较矮的学生在操作电脑时宜使用适当高度的搁脚板,以满足使用姿势的要求。

6 使用电脑的环境要求

6.1 采光照明

6.1.1 计算机教室自然采光应符合GB 7793中教室的采光标准要求。

6.1.2 室内照明应符合GB 50034中学校建筑多媒体教室照明标准值。

6.1.3 宜采取下列措施控制眩光:

a) 配备并使用窗帘或百叶窗等设备,控制来自于窗户的天然光。

b) 调整显示屏方向,避开室内光源在屏幕上形成的眩光点。

c) 使用滤光屏等设备,对显示器屏面进行防眩光处理。

d) 电脑桌面和室内墙面使用无光泽材料。

6.2 噪声

6.2.1 室内环境噪声等效声级不宜大于50 dB(不包括使用者产生的噪声)。

6.2.2 计算机室应远离噪声源,室内不宜设置高噪声的空调设备。

6.3 室内微小气候

6.3.1 使用电脑时,环境温度宜在18～28°C,温度变化每小时不宜超过5°C,设备不应有结露现象。

6.3.2 使用电脑时,环境相对湿度宜在40%～65%范围内。

6.3.3 采用各种有组织的通风措施,使室内二氧化碳浓度不高于0.15%。

7 学生使用电脑的持续时间和组织休息要求

7.1 宜采用多次短时间的组织休息原则,避免长时间的固定坐姿。

7.2 使用电脑每15分钟宜放松眼睛,可将视线从屏幕上移开,眺望他处或快速眨眼;每30～40分钟宜休息3～5分钟,可采取伸展、站立、走动等形式变换身体姿势。

8 学生使用电脑的卫生学教育要求

学校应承担培养学生良好的使用电脑行为习惯的教育义务,建立有关教育、指导、规范学生使用电脑姿势和合理组织休息等方面的规章制度。

附录六

GB

中华人民共和国国家标准

GB/T 3976—2002

学生课桌椅功能尺寸

2002-05-29 发布
2003-01-01 实施

中华人民共和国卫生部国家质量监督检验检疫总局　发布

前言

　　课桌椅是教育机构中的基本设备,对儿童青少年的健康有重要影响。

　　本标准是对GB 7792—1987《学校课桌椅卫生标准》和GB 3976—1983《学校课桌椅功能尺寸》的合并修订。从本标准实施之日起,两项原标准同时废止。

　　本标准的修订,主要依据我国近年的人体测量资料和专门调查,非等效采用了国际标准ISO 5970—1979《家具—教学用桌椅—功能尺寸》,并参考了日本工业规格JIS S 1021-199U学校家具（普通教室用桌椅）》和JIS S 1015—1974《讲课教室用固定式桌椅尺寸》。

　　本标准与原标准比较,在技术内容上主要有以下变更:

　　1. 中小学校课桌椅各型号的身高范围普遍提高7.5 cm。增设一个以180.0 cm为标准身高的最大型号,由原来的9个型号增加为10个型号。撤销了GB 7792—1987中的附录A（参考件）关于原有课桌 椅使用的规定。各型号桌面高与国际标准一致,座面高较之低20 mm和10 mm。

　　2. 中小学校课桌椅尺寸:

　　a) 桌面宽（左右方向）,由原来的550～600 mm（单人用）和1 000～1 200 mm（双人用）分别修订为600 mm和1 200 mm。

　　b) 增列了靠背点高和桌下净空的多项尺寸,某些部位的尺寸也有少许调整。

　　c) 充实了分配使用方面的一些规定,增设了附录A（提示的附录）。

　　3. 编入了学前儿童桌椅和高等院校课桌椅两大项技术内容,分别作为本标准的第二篇和第三篇。标准由中华人民共和国卫生部提出。

　　本标准主要起草单位:哈尔滨医科大学公共卫生学院。

　　本标准主要起草人:唐锡麟、王忆军、王冬妹。

　　本标准由卫生部委托北京大学儿童青少年卫生研究所负责解释。

学校课桌椅功能尺寸

1 范围

本标准规定了学生用木制和钢木课桌椅以及木制学前儿童桌椅的大小型号、功能尺寸、分配使用及其他卫生要求。

本标准适用于生产加工大、中、小学校及托幼机构课桌椅的各类生产企业，大、中、小学校及托幼机构参照执行。

2 引用标准

下列标准所包含的条文，通过在本标准中引用而构成为本标准的条文。本标准出版时，所示版本均为有效。所有标准都会被修订，使用本标准的各方应探讨使用下列标准最新版本的可能性。

GB 6675—1986 玩具安全

GB/T 3916—1999 课桌椅

第一篇 中小学校课桌椅

3 品种与型号

课桌和课椅各分为1中大小型号，如表1。

表1 中小学校课桌椅的品种与型号

课桌	课椅
1号	1号
2号	2号
3号	3号
4号	4号
5号	5号
6号	6号
7号	7号
8号	8号
9号	9号
10号	10号

4 课桌

4.1 课桌的尺寸

见图1、图2及表2的规定。

4.2 桌面 桌面可为平面，也可为坡面；可为固定式，也可为向上翻转式。坐人侧向下倾斜0°～12°角，该侧桌缘高度与平面桌h1相同。

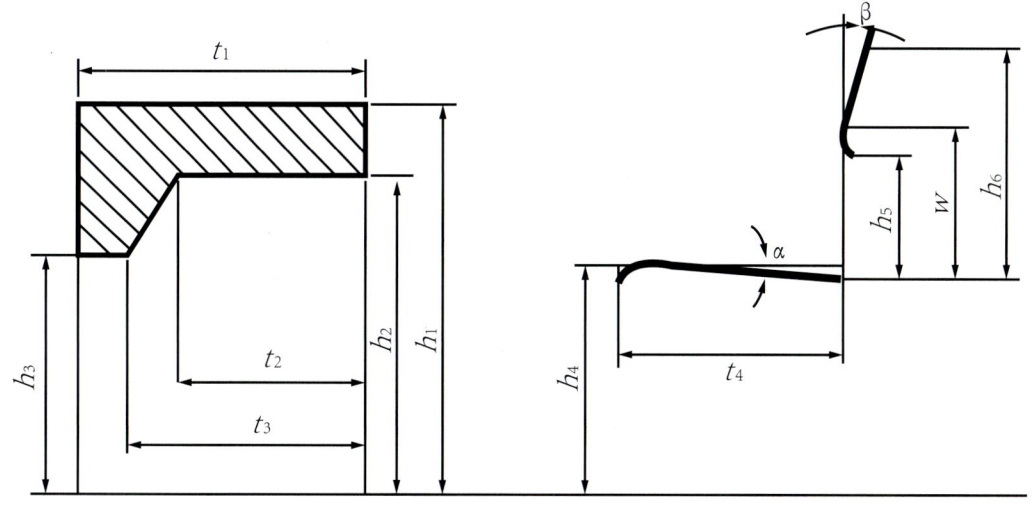

图1 纵切面尺寸

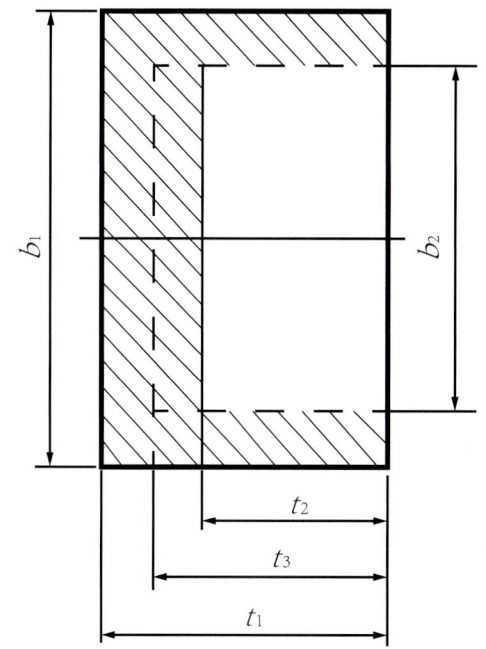 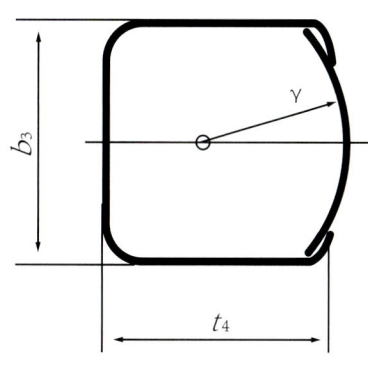

图2 平面尺寸

表2 中小学校课桌的尺寸（mm）

尺寸名称	1号	2号	3号	4号	5号	6号	7号	8号	9号	10号
桌面高（h）	760	730	700	670	640	610	580	550	520	490
桌下净空高1（h_1）	≥630	≥600	≥570	≥550	≥520	≥490	≥460	≥430	≥400	≥370
桌下净空高2（h_2）	≥490	≥460	≥430	≥400	≥370	≥340	≥310	≥280	≥250	≥220
桌面深、桌下净空深1（t_1）	400									
桌下净空深2（t_2）	≥250									
桌下净空深3（t_3）	≥330									
桌面宽（b_1）	单人用660，双人用1200									
桌下净空宽（b_2）	单人用≥440，双人用≥1040									

4.3 桌下净空和桌下构件

桌面下可设搁板或屉箱，$h_1 \sim h_2$之间开口的高度不小于80 mm。桌下方，可设≤125 mm的横向构件，也可不设。桌侧方设挂钩时，钩端不超出桌侧缘之外。

5 课椅

5.1 课椅的尺寸

见图1、图2及表3的规定。

表3 中小学校课椅的尺寸（mm）

尺寸名称	1号	2号	3号	4号	5号	6号	7号	8号	9号	10号
座面高（h）	440	420	400	380	360	340	320	300	290	270
靠背上缘距座面高（h_1）	340	330	320	310	290	280	270	260	240	230
靠背点距座面高（w）	220	220	210	210	200	200	190	180	170	160
靠背下缘距座面高（t_1）	180	180	170	170	160	160	150	140	130	120
座面有效深	380	380	380	340	340	340	290	290	290	260
座面宽（b）	≥360	≥360	≥360	≥320	≥320	≥320	≥280	≥280	≥270	≥270

5.2 椅座面

椅座面向后下倾斜0°～2°角（图1，α）。座面沿正中线如呈凹面时，其曲率半径在500 mm以上。座面前缘及两角钝圆。

5.3 倚靠背

靠背点以上向后倾斜，与垂直面之间呈6°～12°角（图1，β）。靠背面的前凸呈漫圆（图1），上、下缘加工成弧形。靠背凹面的曲率半径（图2，α）在500 mm以上。靠背下缘与座面后缘之间留有净空。

注：靠背点是在椅正中线上，靠背向前最凸的点。它是计算靠背上、下缘高度的基础，使靠背支承在肩胛下角下的腰背部位。

6 产品技术要求及试验方法

6.1 桌面高、座面高的允许误差范围为±2mm，靠背点距座面高的允许误差范围为±15mm，其他尺寸误差见QB/T 3916的规定。

6.2 材料要求、工艺要求、漆膜理化性能要求、力学性能要求及试验方法见QB/T 3916的规定。钢木课桌椅的桌面、座面及靠背3个部位为木制件。漆膜色调浅淡、均匀，接近天然木色。

7 产品标志

按本标准生产的课桌和课椅，附着永久性标牌，按表4标明型号及学生身高范围。标牌的颜色也符合表4的规定。

表4 课桌椅各型号的标准身高、身高范围及颜色标志（cm）

课桌椅型号	桌面高	座面高	标准身高	学生身高范围	颜色标志
1号	76	44	180.0	173～	蓝
2号	73	42	172.5	165～179	白
3号	70	40	165.0	158～172	绿
4号	67	38	157.5	150～164	白
5号	64	36	150.0	143～157	红
6号	61	34	142.5	135～149	白
7号	58	32	135.0	128～142	黄
8号	55	30	127.5	120～134	白
9号	52	29	120.0	113～127	紫
10号	49	27	112.5	～119	白

注：1.标准身高系指各型号课桌椅最具代表性的身高；对正在生长发育的儿童青少年而言常取各身高段的中值；2.学生身高范围厘米以下四舍五入；3.颜色标志即标牌的颜色。

8 分配使用

8.1 学校预置课桌椅时，要根据当地学生学年中期乃至末期的身高组成比例状况，参照表5及附录A（提示的附录），确定各种大小型号的数量。

表5 学校预置课桌椅的参考型号

学校	选用范围	选用型号数量
高中	1、2、3、4号	1或两种型号，不超过3种
初中	2、3、4、5、6号	至少两种型号（4年制至少3种）
小学	4、5、6、7、8、9、10号	至少3种型号

按表4规定的身高范围，计算现用课桌椅对学生身高的符合率（符合人数占被调查人数的百分比）。

8.2 课桌椅在教室里的排列，最前排课桌前缘与黑板的水平距离不小于2m，最后排课桌后缘与黑板的水平距离：小学不大于8m，中学不大于8.5m。教室最后设不小于60cm的横向走道。纵向走道宽度均不小于55cm。课桌端部与墙面的距离不小于12cm。

8.3 一个教室可预置1-3种型号的课桌椅（见附录A），矮的在前，高的在后。同号课桌与课椅相匹配，这是普遍原则，只有极少数有特殊情况的学生可例外。

第二篇 学前儿童桌椅

9 品种与型号

儿童桌和儿童椅各分为6种大小型号，见表6。

表6 儿童桌椅的品种与型号

儿童桌（多人用）	儿童椅（单人用）
幼1号	幼1号
幼2号	幼2号
幼3号	幼3号
幼4号	幼4号
幼5号	幼5号
幼6号	幼6号

10 儿童桌

10.1 儿童桌的主要尺寸，见表7。

10.2 桌面不要倾斜角度。桌面可为方形、长方形、圆形、梯形、扇形，等等。

10.3 桌面下不设放置书物用的搁板、抽屉等，桌下净空内也不设踏板及其他构件。

表7 儿童桌椅的主要尺寸（mm）

尺寸名称	幼1号	幼2号	幼3号	幼4号	幼5号	幼6号
桌面高（h_1）	520	490	460	430	400	370
桌下净空高（h_2）	≥450	≥420	≥390	≥360	≥330	≥300
座面高（h_3）	290	270	250	230	210	190
座面有效深（h_4）	290	260	260	240	220	220
座面宽（b）	270	270	250	250	230	230
靠背上缘距座面高（h_5）	240	230	220	210	200	190
靠背下缘距座面高（h_6）	130	120	120	110	100	90

注：参见图1、图2。

11 儿童椅

11.1 儿童椅的主要尺寸，见表7。

11.2 座面平，或向后下倾斜2°角以内。

11.3 靠背从垂直面向后倾斜6°角以内。靠背曲率半径在500mm以上（图2）。

12 产品技术要求及试验方法

12.1 桌面高、座面高的允许误差范围为±2mm，其他尺寸误差见QB/T 3916的规定。

12.2 儿童桌椅为木制品，产品技术要求及试验方法见GB/T 3916的规定。

12.3 座面和靠背面不加装软垫。

12.4 幼儿园、托儿所不采用钢木结构桌椅，也不采用折叠式或翻板式桌椅。

12.5 儿童桌椅的外表和内表以及儿童手指可触及的隐蔽处，均不得有锐利的棱角、毛刺以及小五金部件露出的锐利尖端。

12.6 儿童桌椅的涂层、漆膜，同对玩具的要求一样，不含有过量的有毒物质，符合GB 6675的规定。色调浅谈，柔和。

12.7 一把儿童椅的质量，在幼儿园不超过2.5kg，在托儿所不超过2.0kg。

13 产品标志

按本标准生产的儿童桌和儿童椅，附着永久性标牌，按表8标明型号和儿童身高范围。

标牌颜色也符合表8的规定。

表8 儿童桌椅各型号的标准身高、身高范围及颜色标志（cm）

桌椅型号	桌面高	座面高	标准身高	儿童身高范围	颜色标志
幼1号	52	29	120.0	113～	紫
幼2号	49	27	112.5	105～119	白
幼3号	46	25	105.0	98～112	橙
幼4号	43	23	97.5	90～104	白
幼5号	40	21	90.0	83～97	白
幼6号	37	19	82.5	75～89	白

注：标准身高系指各型号课桌椅最具代表性的身高，对正在生长发育的儿童青少年而言，常取各身高段的中值。儿童身高范围厘米以下四舍五入。颜色标志即标牌的颜色。

14 分配使用

14.1 根据当地儿童身高组成状况预置儿童桌椅。亦可只选用单号或只选用双号。

14.2 托儿所、幼儿园里的儿童椅，个人专用，附贴儿童可辨认的图片或名签。

第三篇 高等院校课桌椅

15 品种

在高等院校中只设一种高度的课桌椅，男女通用，品种如下：①固定式课桌椅；②非固定式课桌和课椅。

16 高校固定式课桌椅

适用于阶梯教室，也适用于坡面或平面教室。课桌椅固定于教室地面。多人用，主要尺寸，表9。

表9 高校固定式课桌椅的主要尺寸（mm）

尺寸名称	尺寸	说明
桌面高（h1）	730±10	
桌面深（t1）	350	
每个席位桌面宽（b1）	600	
桌下净空高（h1）	≥620	
桌下净空深（t2、t1）	≥300	
座面高（h4）	410±10	使h1-h4≤320 mm
座面有效深（h1）	360	或与后排桌前侧一体化
靠背上缘距座面高（t1）	≥340	靠背点以上向后倾斜6°~10°角
靠背点距座面高（b1）	210	
靠背下缘距座面高（h1）	170	
坐人侧桌缘与靠背点之间的水平距离	420	
每套课桌椅前后长	810~850	

注：参见图1、图2。

17 高校非固定式课桌和课椅

适用于平面教室。课桌单人用或双人用。课椅单人用。主要尺寸，见表10。

表10 高校课桌和课椅的主要尺寸（mm）

尺寸名称	尺寸
桌面高（h1）	730±10
桌下净空高1（h2）	≥600
桌下净空高2（h3）	≥460
桌面深、桌下净空深1（t1）	400
桌下净空深2（t2）	≥250
桌下净空深3（t3）	≥330
桌面宽（b1）	单人用600，双人用1200
桌下净空宽（b2）	单人用≥440，双人用≥1040
座面高（h1）	410±10
靠背上缘距座面高（h6）	340
靠背点距座面高（w）	210
靠背下缘距座面高（t1）	170
座面有效深（t1）	380
座面宽（b1）	≥360

注：h_1和h_4的具体选用时，使$h_1-h_4 \leq 320$ mm。参见图1、图2。

18 产品技术要求及试验方法
同本标准第一篇第6章。

附录A（提示的附录）
中小学校选用课案椅型号示例

A1 北方某大城市城区某些中小学校预置课桌椅时，各年级教室配备的型号，表A1。

表 A1

学校	教室	课桌椅型号	
		第一种办法	第二种办法
高中	一、二、三各年级教室	2号	1、2、3号
初中	三年级教室 二年级教室 一年级教室	2号 2号 2号	2、3号 2、3号 3、4号
小学	六年级教室 五年级教室 四年级教室 三年及教师 二年级教室 一年级教室	4号 5号 6号 7号 8号 8号	4号 5号 6号 7号 8号 8号

注：1. 第一种办法是每个教室预置一种型号，易于管理。

2. 第二种办法是在第一种办法的基础上，有些教室调换进少量相邻的①、②种型号。课桌椅对学生身高的符合率可有所上升。但在管理上应避免桌与椅不同型号匹配的混乱。

3. 此外，小学也可简化为4、6、8三种型号,但符合率相对较低。

A2 西南某省乡村某些中小学校预置课桌椅时，各年级教室配备的型号，表A2。

表 A2

学校	教室	课桌椅型号	
		第一种办法	第二种办法
高中	一、二、三各年级教室	3号	2、3、4号
初中	三年级教室 二年级教室 一年级教室	3号 4号 4号	3、4号 4号 4号
小学	六年级教室 五年级教室 四年级教室 三年及教师 二年级教室 一年级教室	5号 6号 7号 8号 9号 9号	5号 6号 7号 8号 9号 9号

注：此外，小学也可简化为5、7、9三种型号。

附录七

GB
中华人民共和国国家标准

GB/T 36867—2018

中小学校普通教室照明设计安装卫生要求

2018-09-17发布
2019-04-01实施

国家市场监督管理总局
中国国家标准化管理委员会　发布

前言

本标准按照GB/T 1.1—2009给出的规则起草。

本标准由中华人民共和国国家卫生健康委员会提出并归口。

本标准起草单位：北京市疾病预防控制中心、北京大学医学部、首都医科大学、北京市教育技术设备中心、首都儿科研究所、北京市卫生监督所、北京市东城区中小学卫生保健所。

本标准主要起草人：吕若然、段佳丽、马军、曹卫华、郭秀花、李峰、樊朝阳、孟玲慧、杨虎、潘勇平。

中小学校普通教室照明设计安装卫生要求

1 范围

本标准规定了中小学校普通教室桌面、黑板面照度卫生要求、教室照明的设计安装卫生要求、黑板照明的设计安装卫生要求。

本标准适用于普通中小学校。中等专业学校、技工学校可参照执行。

2 规范性引用文件

下列文件对于本文件的应用是必不可少的。凡是注日期的引用文件，仅注日期的版本适用于本文件。凡是不注日期的引用文件，其最新版本（包括所有的修改单）适用于本文件。

GB/T 5700 照明测量方法。

GB 7000.1 灯具 第1部分：一般要求与试验。

GB 7000.201 灯具 第2-1部分：特殊要求 固定式通用灯具。

GB 7793 中小学校教室采光和照明卫生标准。

GB/T 17743 电气照明和类似设备的无线电骚扰特性的限值和测量方法。

JGJ/T 119 建筑照明术语标准。

CIE 117 室内照明不舒适眩光。

3 术语和定义

JGJ/T 119 界定的以及下列术语和定义适用于本文件。

3.1 照度 E

表面上一点处的光照度是入射在包含该点的面元上的光通量除以该面元面积之商。

注1：单位是勒克斯（lx）。

注2：改写JGJ/T 119—2008，定义2.1.19。

3.2 灯具效率

灯具光输出比。

在相同使用条件下，灯具发出的总光通量与灯具内所有光源发出的总光通量之比。

注：改写JGJ/T 119—2008，定义5.3.5。

3.3 色温（度）T

当某一光源的色品与某一温度下的完全辐射体（黑体）的色品完全相同时，该完全辐射体（黑体）的绝对温度为此光源的色温度。

注1：单位为开尔文（K）。

注2：改写JGJ/T 119—2008，定义2.3.21。

3.4 显色指数 R0

光源显色性的度量。

注1：以被测光源下物体颜色和参考标准光源下物体颜色的相符合程度来表示。

注2：改写JGJ/T 119—2008，定义2.3.28。

3.5 统一眩光值UGR

度量室内视觉环境中的照明装置发出的光对人眼造成不舒适感主观反应的心理参量,其值可按国际照明委员会(CIE)统一眩光值公式计算。

注:改写JGJ/T119—2008,定义2.2.25。

3.6 照明功率密度LPD

单位面积上照明实际消耗的功率(包括光源、镇流器或变压器等),单位为瓦每平方米(W/m²)

3.7 维持平均照度

规定表面上的平均照度不得低于此数值。它是在照明装置必须进行维护的时刻,在规定表面上的平均照度。

注:改写JGJ/T119—2008,定义3.2.8。

3.8 照度均匀度

规定表面上的最小照度与平均照度之比。

注:改写JGJ/T119—2008,定义3.2.10。

3.9 直接眩光

在视野中,特别是靠近视线方向存在的发光体所产生的眩光。

4 教室桌面、黑板面照度卫生要求

4.1 教室桌面维持平均照度不低于300 lx,照度均匀度不低于0.7。

4.2 黑板面维持平均照度不低于500 lx,照度均匀度不低于0.8。

4.3 教室照明测量方法按GB/T 5700执行。

5 教室照明的设计安装卫生要求

5.1 灯具

5.1.1 应符合GB 7000.1、GB 7000.201和GB/T 17743的规定。

5.1.2 宜采用悬挂式格栅灯具,灯具效率不应低于60%。

5.1.3 统一眩光值(UGR)不宜大于19,统一眩光值(UGR)的计算方法按CIE 117执行。

5.2 镇流器

应采用电子镇流器。

5.3 光源

宜采用色温3300~5300 K,显色指数不低于80,小于26 mm细管径直管形稀土三基色荧光灯。宜按光源设计寿命统一更换。

5.4 安装

采用吊杆安装方式,并按教室纵向(灯具长轴垂直于黑板)均匀布设,教室照明功率密度不应高于11 W/m²,有条件的地区宜低于9 W/m²。灯具距课桌垂直距离(g)不低于1700 mm,见图1。

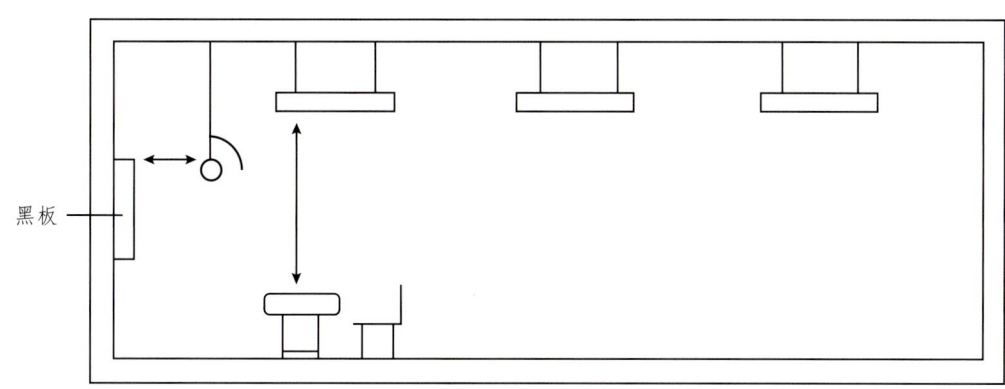

说明:

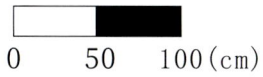

0　　50　　100(cm)

本图所示为标准普通教室,教室长9m,宽6m,黑板宽4m,高1m。

图1 教室照明设计侧视图

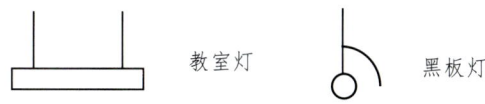

5.5 调光系统

调光系统分多个回路控制。教室照明灯具第一横排的每个灯具应由单独回路开关控制,在使用多媒体教学时,可分别调节照明、照度。其余每一纵列灯具由独立回路开关控制,见图2。

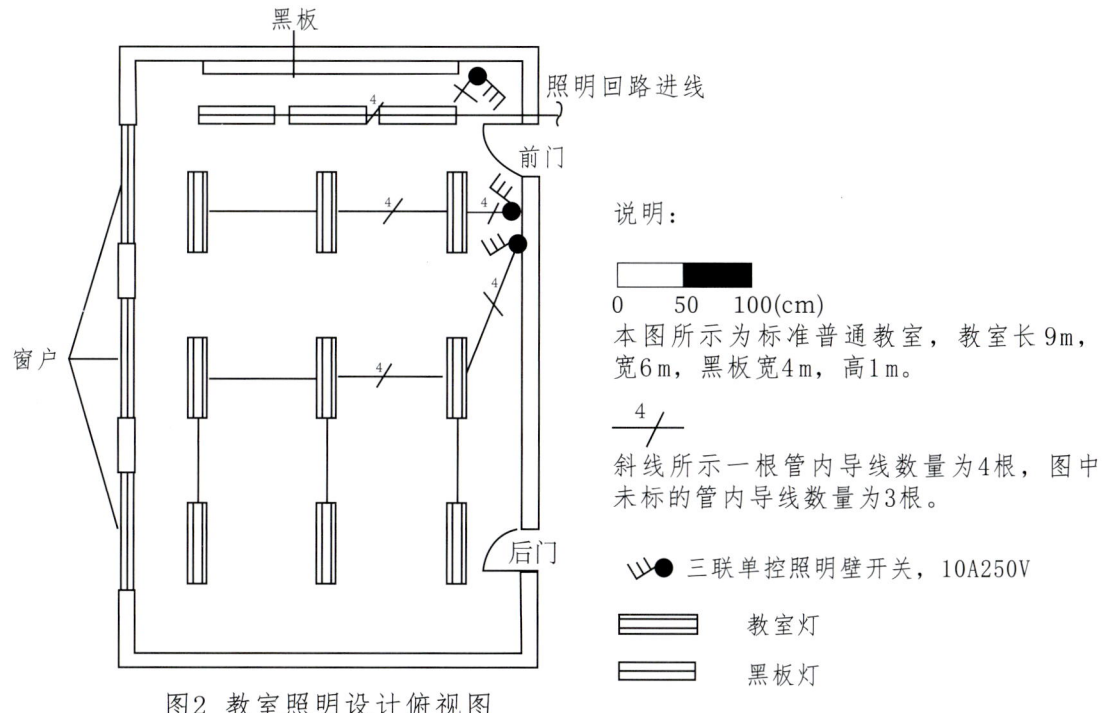

图2 教室照明设计俯视图

5.6 充分利用自然光

在不同气象条件时,宜随室外自然光变化调节不同区域照明、照度。

6 黑板照明的设计安装卫生要求

6.1 灯具

6.1.1 应符合GB 7000.1、GB 7000.201和GB/T 17743的规定。

6.1.2 采用有非对称光强分布特性的专用黑板灯具,灯具效率不应低于75%。

6.2 镇流器

同5.2的要求。

6.3 光源

同5.3的要求。

6.4 安装

采用吊杆安装方式,灯具平行于黑板安装,灯具距黑板平行间距d=700～1000 mm,距黑板上缘垂直距离h=100～200 mm,图1。应通过调整灯具控照角度避免黑板灯对教师产生直接眩光。

6.5 控制系统分多个回路控制。每个灯具应由单独回路开关控制,在使用多媒体教学时,可分别调节照明、照度,图2。

附录八

GB
中华人民共和国国家标准

GB/T 7793—2010

中小学校教室采光和照明卫生标准

2011-01-14发布
2011-05-01实施

中华人民共和国卫生部 中国国家标准化管理委员会 发布

前言

　　本标准的4.2、4.3、4.4、4.5、4.6、5.1、5.2、5.3、5.9、5.10、5.11为强制性的,其余为推荐性的。

　　本标准代替CB 7793—1987《中小学校教室采光和照明卫生标准标准》。

　　本标准与GB 7793—1987相比主要变化如下:

　　—修改了部分术语和定义（本标准的3.1、3.3；GB 7793—1987的3.1、3.3）。

　　—增加了部分术语和定义（本标准的3.2、3.4、3.6、3.7、3.8、3.9、3.10）。

　　—删除了部分术语和定义（GB 7793-1987的3.2、3.4、3.6）。

　　—修改了教室的采光标准（本标准的4.1、4.2、4.3、4.5；GB 7793—1987的1.1、1.2、1.4）。

　　—修订了教室课桌面、黑板的照明标准（本标准的5.2、5.3；GB 7793—1987的2.2、2.3）。

　　—增加了对光源的规定（本标准的5.4、5.5、5.6、5.7）。

　　—增加了对教室统一眩光值、照明功率密度、维护系数的规定（本标准的5.8、5.9、5.10）。

　　—删除了对照度补偿系数的规定（GB 7793—1987的2.6）。

　　本标准由中华人民共和国卫生部提出并归口。

　　本标准由中华人民共和国卫生部负责解释。

　　本标准起草单位:

　　北京大学儿童青少年卫生研究所、中国建筑科学研究院建筑物理研究所、北京市卫生监督所。

　　本标准主要起草人:马军、张绍刚、高权、张琳。

　　本标准所代替标准历次版本发布情况为:

　　GB 7793—1987,中小学校教室采光和照明卫生标准。

中小学校教室采光和照明卫生标准

1 范围

本标准规定了学校教室采光和照明要求。

本标准适用于城市、县镇的新建、改建和扩建的普通中小学校、中等师范学校和幼儿师范学校。

2 规范性引用文件

下列文件中的条款通过本标准的引用而成为本标准的条款。凡是注日期的引用文件，其随后所有的修改单（不包括勘误的内容）或修订版均不适用于本标准，然而，鼓励根据本标准达成协议的各方研究是否可使用这些文件的最新版本。凡是不注日期的引用文件，其最新版本适用于本标准。

GB/T 5699 采光测量方法。

GB/T 5700 照明测量方法。

GB/T 50033 建筑采光设计标准。

JGJ/T 119 建筑照明术语标准。

3 术语和定义

JGJ/T 119 中确立的以及下列术语和定义适用于本标准。

3.1 采光系数

在室内给定平面上的某一点的采光系数为该点的照度与同一时间的室外无遮拦水平面上产生的天空漫射光照度之比，以%表示之。

3.2 窗地面积比

窗洞口面积与室内地面面积之比。

3.3 直接眩光

在视野中，特别是在靠近视线方向存在的发光体所产生的眩光。

3.4 反射比

某物体表面上反射的光通量与入射该物体表面上的光通量之比，以 ρ 表示。

3.5 照度均匀度

在规定表面上的最小照度与平均照度之比。

3.6 维护系数

照明装置在使用一定周期后，在规定表面上的平均照度或平均亮度与该装置在相同条件下新装式在规定表面上所得到的平均照度或平均亮度之比。

3.7 反射眩光

由视野中的反射引起的眩光,特别是在靠近视线方向看见反射像所产生的眩光。

3.8 维持平均照度

规定表面上的平均照度不得低于此数值。它是在照明装置必须进行维护的时刻,在规定表面上的平均照度。

3.9 显色指数

在具有合理允差的色适应状态下,被测光源照明物体的心理物理色与参比光源照明同一色样的心理物理色符合程度的度量。

3.10 统一眩光值

度量处于视觉环境中的照明装置发出的光对人眼睛引起不舒适感主观反应的心理参量,其值可按CIE统一眩光值公式计算。

4 教室的采光要求

4.1 学校教室的朝向宜按各地区的地理和气候条件决定,不宜采用东西朝向,宜采用南北向的双侧采光。教室采用单侧采光时,光线应自学生座位的左侧射入。南外廊北教室时,应以北向窗为主要采光面。

4.2 Ⅲ类光气候区教室课桌面上的采光系数最低值不应低于2%,其他光气候区的采光系数应乘以相应的光气候系数。光气候系数应按表1采用,所在光气候区应按GB/T 50033中国光气候分区图查出。

表1 光气候系数K

光气候区	Ⅰ	Ⅱ	Ⅲ	Ⅳ	Ⅴ
k值	0.85	0.90	1.00	1.10	1.20
室外天然光临界照度值E_1/lx	6 000	5 500	5 000	4 500	4 000

4.3 教室窗地面积比不应低于1∶5。

4.4 为防止窗的直接眩光,教室应设窗帘以避免阳光直接射入教室内。为防止黑板的反射眩光,其表面应以耐磨无光泽的材料制成。

4.5 为提高教室的采光效果,室内各表面应采用高亮度低彩度的装修房间各表面的反射比应按表2的规定选取。

表2 室内各表面的反射比

表面名称	反射比	表面名称	反射比
顶棚	0.70~0.80	侧墙、后墙	0.70~0.80
前墙	0.50~0.60	课桌面	0.25~0.45
地面	0.20~0.40	黑板	0.15~0.20

4.6 采光测量方法按GB/T 5699执行。

5 教室的照明要求

5.1 凡教室均应装设人工照明。

5.2 教室课桌面上的维持平均照度值不应低于300 lx，其照度均匀度不应低于0.7。

5.3 教室黑板应设局部照明灯，其维持平均照度不应低于500 lx，照度均匀度不应低于0.8。

5.4 教室宜采用3300~5500 K色温的光源，光源的显色指数不宜小于80。

5.5 教室采用小于26 mm细管径直管形稀土三基色荧光灯。

5.6 教室照明荧光灯宜采用节能电感镇流器或电子镇流器。

5.7 为了减少照明光源引起的直接眩光，教室不宜采用裸灯照明。灯具距课桌面的最低悬挂高度不应低于1.7 m。灯管排列宜采用其长轴垂直于黑板面布置。对于阶梯教室，前排灯不应对后排学生产生直接眩光。

5.8 教室的统一眩光值(UGR)不宜小于19。

5.9 在维持平均照度值300 lx的条件下，教室照明功率密度现行值不应大于11 W/m²，目标值应为9 W/m²。

5.10 照明设计计算照度时，其维护系数应取0.8。

5.11 教室照明测量方法按GB/T 5700执行。

附录九

国家卫生健康委办公厅关于印发儿童青少年近视防控适宜技术指南的通知

国卫办疾控函〔2019〕780号

各省、自治区、直辖市及新疆生产建设兵团卫生健康委：

为进一步推动《综合防控儿童青少年近视实施方案》落实，指导各地科学开展儿童青少年近视防控工作，我委组织制定了《儿童青少年近视防控适宜技术指南》。现印发给你们，请参照执行。

国家卫生健康委办公厅
2019年10月14日

儿童青少年近视防控适宜技术指南

我国儿童青少年近视呈高发和低龄化趋势，严重影响儿童青少年的身心健康，已成为全社会关注的焦点。为积极贯彻落实习近平总书记对儿童青少年近视问题的重要指示精神，进一步推动落实《综合防控儿童青少年近视实施方案》，指导科学规范开展防控工作，提高防控技术能力，特制定《儿童青少年近视防控适宜技术指南》（以下简称《指南》）。

一、适用范围

《指南》适用于儿童青少年近视防控工作的开展,目标读者为省、市、县各级儿童青少年近视防控技术人员。

二、近视防控基本知识

(一)名词术语

1. 视力:又称视锐度,指眼睛识别物象的能力,分为中心视力与周边视力(即视野),前者系指眼底黄斑区中心凹的视锐度,后者系指黄斑区注视点以外的视力。一般所谓视力均系指中心视力而言。识别远方物象的能力称远视力,识别近处物象的能力称近视力。

2. 裸眼视力:又称未矫正视力,指未经任何光学镜片矫正所测得的视力,包括裸眼远视力和裸眼近视力。

3. 矫正视力:指用光学镜片矫正后所测得的视力。包括远距矫正视力和近距矫正视力。

4. 视力不良:又称视力低下。指根据《标准对数视力表》(GB 11533—2011)检查远视力,6岁以上儿童青少年裸眼视力低于5.0。其中,视力4.9为轻度视力不良,4.6≤视力≤4.8为中度视力不良,视力≤4.5为重度视力不良。儿童青少年视力不良的原因多见于近视、远视、散光等屈光不正以及其他眼病(如弱视、斜视等)。

5. 近视:指人眼在调节放松状态下,来自5m以外的平行光线经眼球屈光系统后聚焦在视网膜之前的病理状态,其表现为远视力下降。

6. 筛查性近视:应用远视力检查、非睫状肌麻痹状态下电脑验光(俗称电脑验光)或串镜检查等快速、简便的方法,将儿童青少年中可能患有近视者筛选出来。当6岁以上儿童青少年裸眼远视力<5.0时,通过非睫状肌麻痹下电脑验光,等效球镜(SE)<-0.50D判定为筛查性近视;无条件配备电脑验光仪的地区,可采用串镜检查,当正片(凸透镜)视力下降、负片(凹透镜)视力提高者,判定为筛查性近视。

7. 睫状肌麻痹验光检查:睫状肌麻痹验光即通常所说的散瞳验光,是国际公认的诊断近视的金标准。建议12岁以下,尤其是初次验光,或有远视、斜视、弱视和较大散光的儿童一定要进行睫状肌麻痹验光,确诊近视需要配镜的儿童需要定期复查验光。

（二）近视分类

1. 根据散瞳后验光仪测定的等效球镜（SE）度数判断近视度数，根据SE度数可以把近视分为低、中和高3个不同程度。

（1）低度近视：$-3.00D \leq SE < -0.50D$（近视50～300度之间）。

（2）中度近视：$-6.00D \leq SE < -3.00D$（近视300～600度之间）。

（3）高度近视：$SE < -6.00D$（近视600度以上）。

2. 根据近视病程进展和病理变化，又可以将近视分为单纯性近视和病理性近视。

（1）单纯性近视：多指眼球在发育期发展的近视，发育停止，近视也趋于稳定，屈光度数一般在$-6.00D$之内。其中绝大多数患者的眼底无病理变化，用适当光学镜片即可将视力矫正至正常。

（2）病理性近视：多指发育停止后近视仍在发展，并伴发眼底病理性变化的近视类型，亦称为进行性近视，大多数患者的度数在$-6.00D$以上。常见眼底改变有近视弧形斑、漆裂纹、脉络膜新生血管、黄斑脉络膜萎缩、视网膜脱离、后巩膜葡萄肿等。

（三）近视的症状及危害

近视的典型症状是远视力下降。其主要表现包括：

（1）远视力下降，近视初期常有远视力波动。

（2）注视远处物体时不自觉地眯眼、歪头。

（3）部分近视未矫正者可出现视疲劳症状。

（4）近视度数较高者，除远视力差外，常伴有夜间视力差、飞蚊症、漂浮物和闪光感等症状，并可发生不同程度的眼底改变，特别是高度近视者，发生视网膜脱离、撕裂、裂孔、黄斑出血、新生血管和开角型青光眼的危险性增高，严重者导致失明。

三、近视防控适宜技术

（一）筛查视力不良与近视

按照《儿童眼及视力保健技术规范》和《国家基本公共卫生服务规范（第三版）》要求，做好0～6岁儿童眼保健和视力检查工作，早期发现影响儿童视觉发育的眼病和高危因素，及时转诊与及早矫治，保护和促进儿童视功能的正常发育。

建立中小学生视力定期筛查制度，开展视力不良检查，内容包括裸眼视力、戴镜视力（如有戴镜）、非睫状肌麻痹下屈光检查，视觉健康影响因素评估，有条件地区鼓励增加眼轴长度、角膜曲率测量，其中远视力筛查应采用《GB 11533—2011国际对数视力表》。筛查频率每学年不少于一次；电脑验光采用的自动电脑验光仪应符合《ISO 10342—2010眼科仪器：验光仪》的规定。

做好托幼机构、中小学校儿童青少年视力筛查工作，提供专业技术服务与指导。筛查单位应当在筛查结束1个月内，按照筛查技术流程图（见图1和图2）反馈筛查结果，并提出精准预防近视指导或转诊建议。应当特别重视对近视儿童青少年的信息反馈和用眼卫生的指导；对怀疑远视储备不足（裸眼视力正常，屈光状态虽未达到近视标准但偏离相应年龄段生理值范围），有近视高危因素者，应当予以高危预警，重点干预。同时，应当在1个月内将检查结果反馈学校，内容包括检查时间、检查人数、分年级分班级的视力不良和筛查性近视率发生情况，并与上学年检查结果进行比较。

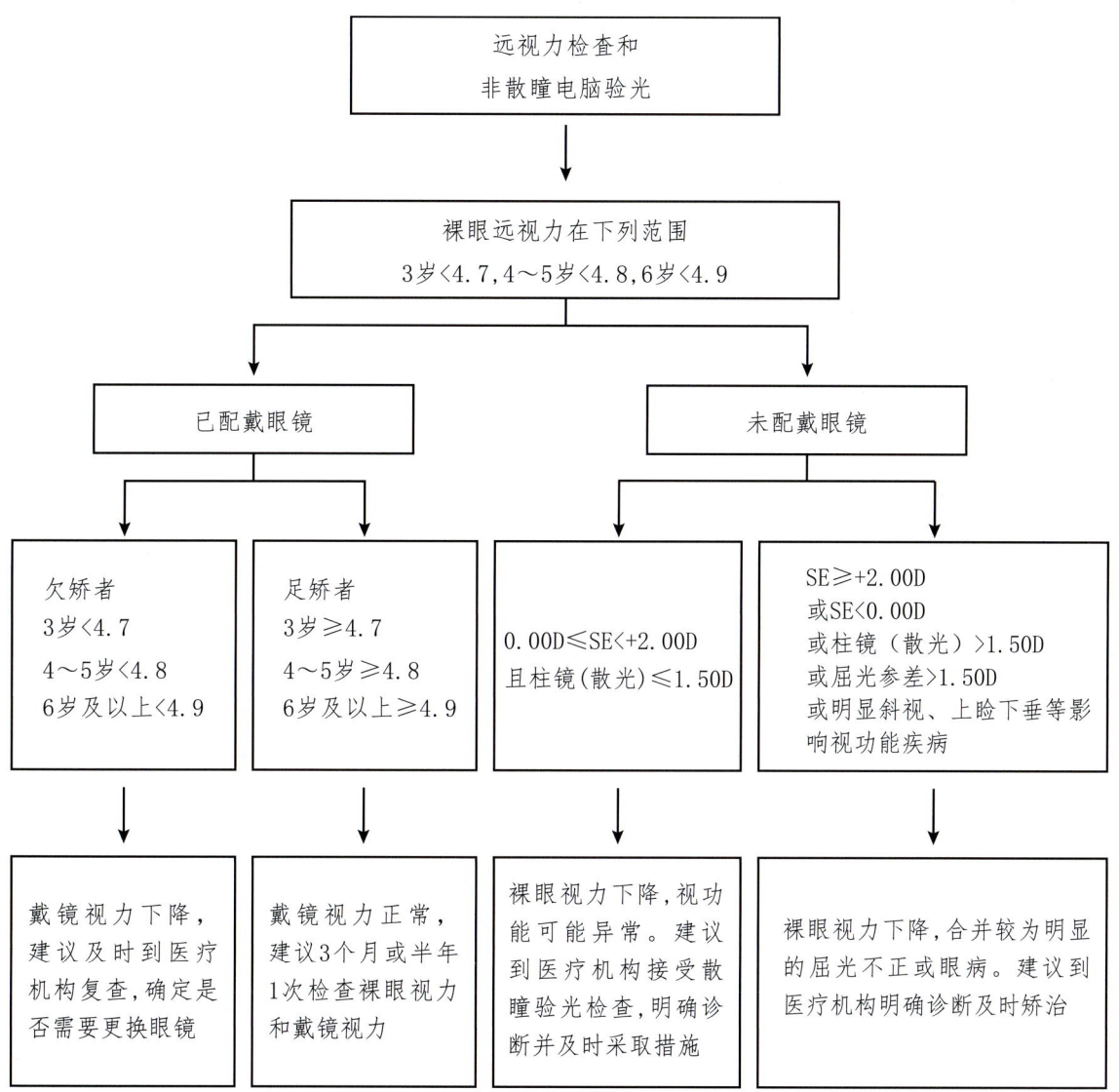

图1 学龄前儿童视力屈光筛查技术流程

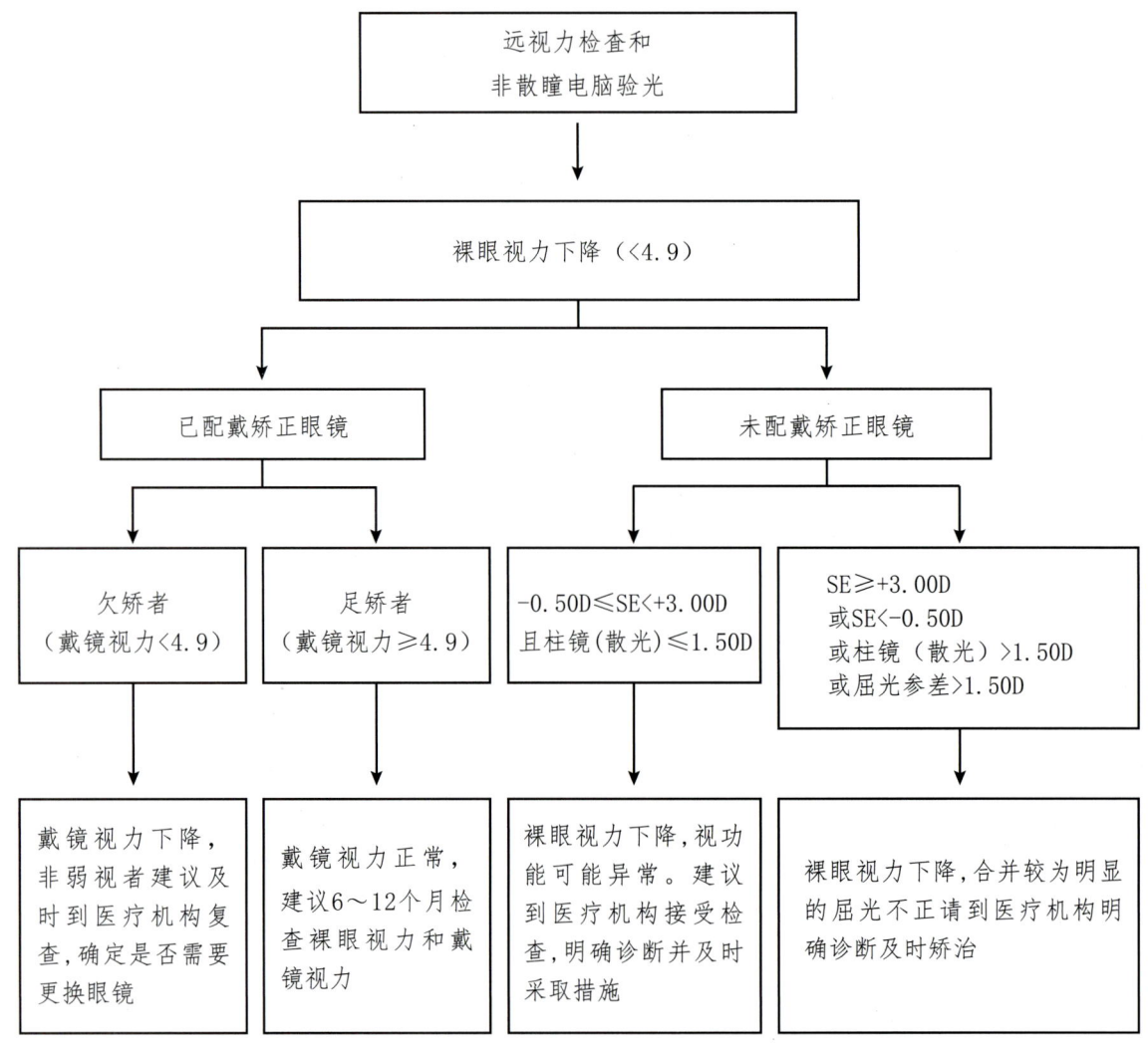

图2 中小学生视力屈光筛查技术流程

（二）建立视力健康档案

对0~6岁儿童和中小学生进行定期视力检查，参照《儿童青少年近视筛查结果记录表》（表1），规范记录检查内容，建立儿童青少年视力健康档案。有条件地区可根据情况，增加眼外观、眼位、眼球运动以及屈光发育等内容。

及时分析儿童青少年视力健康状况，早期筛查出近视及其他屈光不正，动态观察儿童青少年不同时期屈光状态发展变化，早期发现近视的倾向或趋势，制订干预措施，努力减少近视，特别是高度近视的发生与发展。小学要接收医疗卫生机构转来的各年度《儿童青少年视力检查记录表》等视力健康档案，确保一人一档，随学籍变化实时转移，并与中小学生视力检查衔接。

表1 儿童青少年近视筛查结果记录表

省（市/自治区）：　　　　　　地市（州）：

县（区）：　　　　　　　　　监测点：□（1城；2郊）

学校名称（盖章）：

1.个人基本信息
姓名：　　　　　　年级：□□　　　编码：□□□□ 性别：① 男　② 女　年龄：　　（周岁）　民族： 身份证号：□□□□□□□□□□□□□□□□□□ 出生日期：□□□□年□□月□□日 检查时间：□□□□年□□月□□日　　　　班主任签名：
2.0～3岁儿童眼外观　□ 未见异常　□ 异常 　0～3岁儿童其他检查(选填)： 　　光照反射　　　□ 未见异常　□ 异常 　　瞬目反射　　　□ 未见异常　□ 异常 　　红球试验　　　□ 未见异常　□ 异常　　填表人/医生签名： 　　眼位检查　　　□ 未见异常　□ 异常 　　眼球运动　　　□ 未见异常　□ 异常 　　视物行为观察　□ 未见异常　□ 异常
3.视力检查 戴镜类型：□ ①框架眼镜　　　②隐形眼镜 ③角膜塑形镜,配戴度数(右)　　(左) ④不戴镜 远视力检查结果： | 眼别 | 裸眼视力 | 戴镜视力 | |---|---|---| | 右眼 | | | | 左眼 | | | 电脑验光单粘贴处 (请以5分记录法记录)填表人/医生签名： 自动电脑验光检查结果： | 眼别 | 球镜(S) | 柱镜(散光 C) | 轴位(散光方向 A) | |---|---|---|---| | 右眼 | | | | | 左眼 | | | | (球镜、柱镜填写请保留两位小数)其他需注明的特殊情况： 填表人/医生签名：

注：1.戴镜视力指配戴自己现有的眼镜看到的视力水平。
　　2."电脑验光"中，"球镜"为近视或远视度数，负值为近视，正值为远视；"柱镜"为散光度数；轴位为散光的方向，有散光度数才会有散光轴位。
　　3.本次电脑验光为非睫状肌麻痹下验光进行近视筛查，结果不具有诊断意义。

（三）培养健康用眼行为

个体、家庭和学校应当积极培养"每个人都是自身健康第一责任人"的意识，主动学习掌握眼健康知识和技能；父母和监护人要了解科学用眼、护眼知识，以身作则，强化户外活动和体育锻炼，减轻学生学业负担；培养和督促儿童青少年养成良好的用眼卫生习惯，使其建立爱眼护眼行为（表2）。

表2 培养健康用眼行为

执行主体	技术措施
个体	积极关注自身视力异常迹象，例如看不清黑板上的文字、眼睛经常干涩、经常揉眼等症状，及时告知家长和教师视力变化情况。可交替闭上一只眼睛进行自测，以便发现单眼视力不良。 认真规范做眼保健操，做操时注意力集中，闭眼，认真、正确地按揉穴位等，以感觉到酸胀为度。 保持正确的读写姿势，"一拳一尺一寸"；不在走路、吃饭、卧床时、晃动的车厢内、光线暗弱或阳光直射等情况下看书或使用电子产品。 读写连续用眼时间不宜超过40分钟，每40分钟左右要休息10分钟，可远眺或做眼保健操等。 控制使用电子产品时间。课余时间使用电子产品学习30~40分钟后，应休息远眺放松10分钟。非学习目的使用电子产品每次不超过15分钟。
家庭	督促孩子保持正确的读写姿势，做到"一拳一尺一寸"；不躺卧看书，不在走路、吃饭时等情况下看书或使用电子产品。 家长陪伴孩子时尽量减少使用电子产品。 家长设定明确规则，有意识地控制孩子，特别是学龄前儿童使用电子产品，积极选择替代性活动，如游戏、运动和户外活动等，减少视屏时间。
学校	开展近视防控等相关健康教育课程和活动，提升师生相关健康素养。 中小学校严格组织全体学生每天上下午各做1次眼保健操。 鼓励课间走出教室，上下午各安排一个30分钟的大课间。 教师要教会并督促学生保持正确读写姿势。 指导学生科学规范使用电子产品。 幼儿园教师开展保教工作时要主动控制使用电视、投影等设备的时间。

（四）建设视觉友好环境

家庭、学校、医疗卫生机构、媒体和其他社会团体等各界力量要主动参与建设视觉友好环境。家庭和学校依据国家相关政策和标准要求，减轻学生学业负担，改善采光照明条件，配备适合儿童青少年身高的课桌椅。媒体和社区应当加大相关标准和知识宣传力度，创建支持性社会环境（表3）。

表3 建设视觉友好环境

执行主体	技术措施
家庭	配合学校切实减轻孩子课业负担。 提供良好的家庭室内照明与采光环境。 定期调整书桌椅高度，使其适合孩子身高的变化。 不在孩子卧室摆放电视等视屏产品。 保障孩子睡眠时间。
学校	减轻学生学业负担，依据国家课程方案和课程标准组织安排教学活动。 按照"零起点"正常教学，注重提高课堂教学效益，不得随意增减课时、改变难度、调整进度。 强化年级组和学科组对作业数量、时间和内容的统筹管理。 教学和布置作业不依赖电子产品，使用电子产品开展教学时长原则上不超过教学总时长的30%，原则上采用纸质作业。 采购符合标准的可调节课桌椅。 提供符合用眼卫生要求的教学环境。 加快消除"大班额"现象。 加强视力健康管理，将近视防控知识融入课堂教学、校园文化和学生日常行为规范。 为儿童提供营养均衡、有益于视力健康的膳食，促进视力保护。
医疗卫生机构	加强医疗机构能力建设，培养儿童眼健康医疗技术人员。 根据儿童青少年视力进展情况，提供个性化的近视防控健康宣教和分级转诊。 组织专家主动进学校、进社区、进家庭，积极宣传推广预防儿童青少年近视的健康科普知识。
媒体和社会团体	倡导健康理念，传播科学健康知识。充分发挥广播电视、报刊、网络、新媒体等作用，利用公益广告等形式，多层次、多角度宣传推广近视防治知识。

（五）增加日间户外活动

学校、家庭和社区共同努力减少儿童青少年长时间持续视近工作，采取多种措施，为儿童青少年提供相关条件，督促儿童青少年开展户外活动（表4）。

表4 增加日间户外活动

执行主体	技术措施
个体	养成健康意识和用眼习惯，采纳健康行为，日间户外活动每天至少2小时。 保证睡眠时间，小学生每天睡眠10小时、初中生9小时、高中生8小时。
家庭	通过家长陪同儿童走路上学，课外和节假日亲子户外活动等方式，积极引导、支持和督促孩子进行日间户外活动。 使孩子在家时每天接触户外自然光的时间达60分钟以上。对于已患近视的孩子应进一步增加户外活动时间，延缓近视发展。 鼓励支持孩子参加各种形式的体育活动，督促孩子认真完成寒暑假体育作业，掌握1~2项体育运动技能，引导孩子养成终身锻炼习惯。
学校	强化户外体育锻炼，确保中小学生在校时每天1小时以上体育活动时间。注意强调培养良好用眼习惯。 落实国家体育与健康课程标准。确保小学一二年级每周4课时，三至六年级和初中每周3课时，高中阶段每周2课时。中小学校每天安排30分钟大课间体育活动。 幼儿园要保证儿童每天2小时以上户外活动，寄宿制幼儿园不得少于3小时，其中体育活动时间不少于1小时，结合地区、季节、学龄阶段特点合理调整。 全面实施寒暑假学生体育家庭作业制度，督促检查学生完成情况。 避免幼儿园"小学化"教学，重视生活和游戏对3~6岁儿童成长的价值。

（六）规范视力健康监测与评估

视力健康监测与评估可以及时了解学生群体中视力不良、近视分布特点及变化趋势，确定高危人群及高危因素，为制定及评估近视预防控制措施提供数据依据。

制定本地学生常见病及健康影响因素监测实施方案，组织相关培训，做好现场调查和监测、数据录入、结果分析与上报等工作。近视监测流程图见图3。

逐级撰写当地近视监测和评估报告，并将监测及评估报告及时报告政府并通报教育行政部门，结合当地实际情况，制定或调整近视干预措施和活动，将主要信息通过媒体向社会公布。

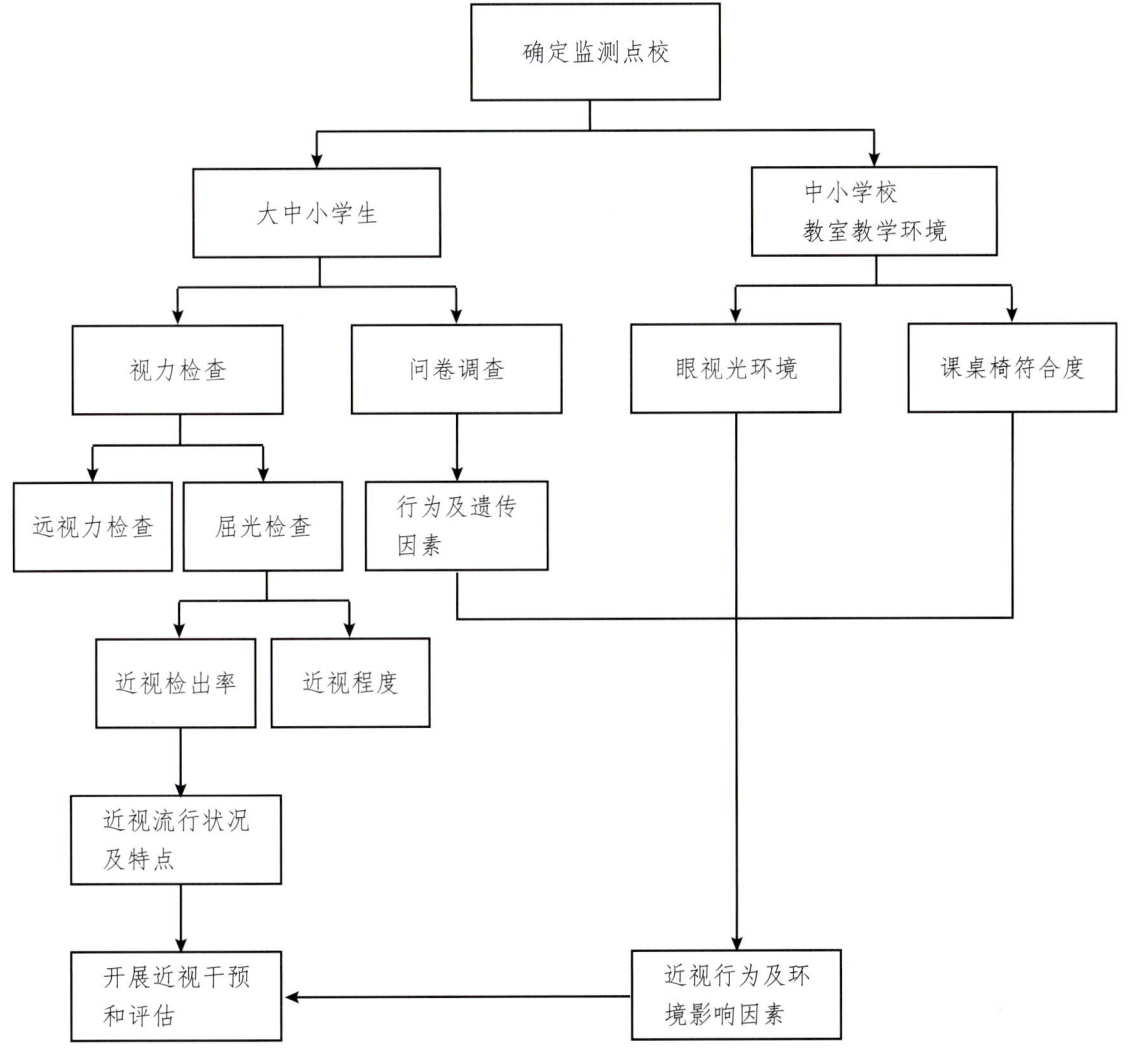

图3 儿童青少年近视监测流程

（七）科学诊疗与矫治

经过近视筛查以及监测等工作，应对儿童青少年进行分级管理，科学矫治。

1. 对视力正常，但存在近视高危因素的学生，建议其改变高危行为，改善视光环境。

2. 对远视储备不足或者裸眼视力下降者，其视功能可能异常，建议到医疗机构接受医学验光等屈光检查，明确诊断并及时采取措施矫治。

3. 配戴框架眼镜是矫正屈光不正的首选方法，建议家长到医疗机构遵照医生或验光师的要求给孩子选择合适度数的眼镜，并遵医嘱戴镜。对于戴镜视力正常者，学龄前儿童每3个月或者半年，中小学生每6～12个月到医疗机构检查裸眼视力和戴镜视力，如果戴镜视力下降，则需在医生指导下确定是否需要更换眼镜。

4. 近视儿童青少年，在使用低浓度阿托品或者配戴角膜塑形镜（OK镜）减缓近视进展时，建议到正规医疗机构，在医生指导下，按照医嘱进行。

附录十

角膜曲率焦度与角膜曲率半径换算表
镜眼距12 mm

角膜曲率焦度	角膜曲率半径	角膜曲率焦度	角膜曲率半径	角膜曲率焦度	角膜曲率半径
30.00	11.250	34.13	9.889	38.25	8.824
30.12	11.205	34.25	9.854	38.37	8.796
30.25	11.157	34.38	9.817	38.50	8.766
30.37	11.113	34.50	9.783	38.62	8.739
30.50	11.066	34.63	9.746	38.75	8.710
30.62	11.022	34.75	9.712	38.87	8.683
30.75	10.976	34.88	9.676	39.00	8.654
30.87	10.933	35.00	9.643	39.12	8.627
31.00	10.887	35.13	9.607	39.25	8.599
31.12	10.845	35.25	9.574	39.37	8.573
31.25	10.800	35.38	9.539	39.50	8.544
31.37	10.759	35.50	9.507	39.62	8.518
31.50	10.714	35.63	9.472	39.75	8.491
31.62	10.674	35.75	9.441	39.87	8.465
31.75	10.630	35.88	9.406	40.00	8.438
31.87	10.590	36.00	9.375	40.12	8.412
32.00	10.547	36.13	9.341	40.25	8.385
32.12	10.507	36.25	9.310	40.37	8.360
32.25	10.465	36.38	9.277	40.50	8.333
32.37	10.426	36.50	9.247	40.62	8.309
32.50	10.385	36.63	9.214	40.75	8.282
32.62	10.346	36.75	9.184	40.87	8.258
32.75	10.305	36.88	9.151	41.00	8.232
32.87	10.268	37.00	9.122	41.12	8.208
33.00	10.227	37.13	9.090	41.25	8.182
33.13	10.187	37.25	9.060	41.37	8.158
33.25	10.150	37.38	9.029	41.50	8.133
33.38	10.111	37.50	9.000	41.62	8.109
33.50	10.075	37.63	8.969	41.75	8.084
33.63	10.036	37.75	8.940	41.87	8.061
33.75	10.000	37.88	8.910	42.00	8.036
33.88	9.962	38.00	8.882	42.12	8.013
34.00	9.926	38.12	8.854	42.25	7.988

续表

角膜曲率焦度	角膜曲率半径	角膜曲率焦度	角膜曲率半径	角膜曲率焦度	角膜曲率半径
42.37	7.966	46.37	7.278	50.37	6.700
42.50	7.941	46.50	7.258	50.50	6.683
42.62	7.919	46.62	7.239	50.62	6.667
42.75	7.895	46.75	7.219	50.75	6.650
42.87	7.873	46.87	7.201	50.87	6.635
43.00	7.849	47.00	7.181	51.00	6.618
43.12	7.827	47.12	7.163	51.12	6.602
43.25	7.803	47.25	7.143	51.25	6.585
43.37	7.782	47.37	7.125	51.37	6.570
43.50	7.759	47.50	7.105	51.50	6.553
43.62	7.737	47.62	7.087	51.62	6.538
43.75	7.714	47.75	7.068	51.75	6.522
43.87	7.693	47.87	7.050	51.87	6.507
44.00	7.670	48.00	7.031	52.00	6.490
44.12	7.650	48.12	7.014	52.12	6.475
44.25	7.627	48.25	6.995	52.25	6.459
44.37	7.606	48.37	6.977	52.37	6.445
44.50	7.584	48.50	6.959	52.50	6.429
44.62	7.564	48.62	6.942	52.62	6.414
44.75	7.542	48.75	6.923	52.75	6.398
44.87	7.522	48.87	6.906	52.87	6.384
45.00	7.500	49.00	6.888	53.00	6.368
45.12	7.480	49.12	6.871	53.12	6.354
45.25	7.459	49.25	6.853	53.25	6.338
45.37	7.439	49.37	6.836	53.37	6.324
45.50	7.418	49.50	6.818	53.50	6.308
45.62	7.398	49.62	6.802	53.62	6.294
45.75	7.377	49.75	6.784	53.75	6.279
45.87	7.358	49.87	6.768	53.87	6.265
46.00	7.337	50.00	6.750	54.00	6.250
46.12	7.318	50.12	6.734	54.12	6.236
46.25	7.297	50.25	6.716	54.25	6.221

附录十一 框架眼镜与角膜接触镜光度换算表

普通眼镜度数	接触镜相应度数 近视	接触镜相应度数 远视	普通眼镜度数	接触镜相应度数 近视	接触镜相应度数 远视	普通眼镜度数	接触镜相应度数 近视	接触镜相应度数 远视
4.00	-3.82	+4.20	11.75	-10.30	+13.68	19.50	-15.80	+25.38
4.25	-4.04	+4.46	12.00	-10.49	+14.02	19.75	-15.97	+25.46
4.50	-4.27	+4.76	12.25	-10.68	+14.36	20.00	-16.13	+26.32
4.75	-4.49	+5.05	12.50	-10.87	+14.71	20.25	-16.29	+26.75
5.00	-4.72	+5.32	12.75	-11.06	+15.05	20.50	-16.45	+27.19
5.25	-4.94	+5.60	13.00	-11.25	+15.40	20.75	-16.61	+27.63
5.50	-5.16	+5.89	13.25	-11.43	+15.76	21.00	-16.77	+28.07
6.00	-5.60	+6.47	13.75	-11.80	+16.47	21.50	-17.09	+28.98
5.75	-5.38	+6.18	13.50	-11.62	+16.11	21.25	-16.93	+28.52
6.25	-5.81	+6.76	14.00	-11.99	+16.83	21.75	-17.25	+29.43
6.50	-6.03	+7.05	14.25	-12.17	+17.19	22.00	-17.41	+29.89
6.75	6.24	+7.34	14.50	-12.35	+17.55	22.25	-17.56	+30.32
7.00	-6.46	+7.64	14.75	-12.53	+17.92	22.50	-17.72	+30.35
7.25	-6.67	+7.94	15.00	-12.71	+18.29	22.75	-17.87	+31.29
7.50	-6.88	+8.24	15.25	-12.89	+18.67	23.00	-18.03	+31.77
7.75	-7.09	+8.54	15.50	-13.07	+19.04	23.25	-18.18	+32.25
8.25	-7.51	+9.16	16.00	-13.42	+19.80	23.75	-18.48	+33.22
8.50	-7.71	+9.47	16.25	-13.60	+20.19	24.00	-18.63	+33.71
8.75	-7.92	+9.78	16.50	-13.77	+20.57	24.25	-18.78	+34.20
9.00	-8.12	+10.09	16.75	-13.95	+20.96	24.50	-18.93	+34.70
9.25	-8.33	+10.40	17.00	-14.12	+21.36	24.75	-19.08	+35.21
9.50	-8.53	+10.72	17.25	-14.29	+21.75	25.00	-19.23	+35.71
8.00	-7.30	+8.85	15.75	-13.25	+19.42	23.50	-18.38	+32.73
9.75	-8.73	+11.04	17.50	-14.46	+22.15	25.25	-19.38	+36.23
10.00	-8.93	+11.36	17.75	-14.63	+22.55	25.50	-19.53	+36.74
10.25	-9.13	+11.69	18.00	-14.80	+22.96	25.75	-19.67	+37.36
10.50	-9.33	+12.01	18.25	-14.97	+23.18	26.00	-19.82	+37.79
10.75	-9.52	+12.34	18.50	-15.14	+23.37	26.25	-19.96	+38.32
11.00	-9.72	+12.67	18.75	-15.31	+24.61	26.50	-20.11	+38.86
11.25	-9.91	+13.01	19.00	-15.47	+24.79	26.75	-20.25	+32.73
11.50	-10.11	+13.34	19.25	-15.64	+25.03	27.00	-20.39	+39.94